宇多川久美子

薬剤師は薬を飲まない

健康人新書
廣済堂出版

はじめに

「血圧のお薬とは、一生のおつきあいになりますから、気長に続けていきましょうね」

つい数年前まで、調剤薬局の窓口で私が頻繁に口にしていた言葉です。やさしく微笑《ほほえ》みながらお薬を手渡すと、患者さんは「じゃ、こちらの薬局とも一生のおつきあいになるわね。末永くよろしくお願いします」と微笑み返してくれたものです。

一見、他愛のない会話のように聞こえますが、どこかおかしいと思いませんか？

多くの患者さんは、ご自分の病気を治し、体調を回復させたいという思いから、病院を訪ねます。そして医師が出した処方せんを持って、薬剤師のいる薬局に足を運びます。薬局で調剤された薬を家に持ち帰り、言われた通りに服用するのは、「薬を飲めば、病気が治る」と思うからに他なりません。

でも、もしも本当に薬が病気を治療してくれるのであれば、一定期間薬を飲めば病気が治り、完治した時点でその薬は要らなくなるはずです。

薬と「一生のおつきあい」ということは、つまり薬を「命がある限り飲みつづける」ということ。「命がある限り飲みつづけ」なければいけないということは、すなわち薬が病気を治すものではないということです。

世の中には「薬で病気が治る」と誤解されている方が多いようですが、慢性疾患においては、薬は「症状を抑えるだけのもの」なのです。

医学は日進月歩で進んでおり、新しい薬が次々と登場します。もしも薬で病気が治せるのであれば、患者さんの数はどんどん減り、医療費も少なくなっていくはずです。

しかし、実状はどうでしょう?

生活習慣病の患者数は増え、医療費はどんどんかさんでいます。

つまりどんなに医学が進み、どんなに効能に優れた薬が出てきても、所詮、薬は症状を抑えることしかできないということです。

また、普段私たちが口にする自然の食べ物と違い、薬はそのほとんどが合成物であり、身体にとって異物です。異物である薬は身体のさまざまなところに影響を与えながら、身体中を駆け巡ります。

身体はその合成物である異物をどう処理すればよいかわからず、時に目に見えるカタチで反応を起こします。

明らかに身体に変調をきたすようなことがあれば副作用としてクローズアップされますが、目に見えず、感じなくとも、薬は症状を抑えるという主作用《しゅさよう》の陰で、意図しない作用＝副作用を引き起こし、身体に少なからぬ影響を及ぼしているのです。

抗生物質は20世紀最大の発見といわれ、たくさんの命を救いました。開発された当時、抗生物質はまさに救世主「神の薬」でした。

確かに薬は、感染症や緊急を要する急性の症状に対し、そのすばらしい威力を発揮します。

しかし、身体にとって異物である薬を慢性的に、命がある限り飲みつづけたら、どうなるでしょう?

「神の薬」も濫用《らんよう》すれば「悪魔の薬」と化してしまうのです。

4人兄妹の末っ子として生まれた私は、一番上の兄と、二番目の姉を早くに亡くしました。さらに、2人姉妹のように育った上の姉が小学校6年で心臓弁膜症を患ってからは、彼女が入退院を繰り返すのを目《ま》の当たりにしました。

そんな家庭環境が、私の心に「一人でも多くの人の健康を守りたい」という思いを根強く植えつけたのでしょう。薬剤師となり医療に関わることは、私にとって自然のなりゆきでした。

大学で薬学を学び、薬剤師の資格を取得して薬局の窓口に立つようになると「あの薬効いたよ」「いや〜、あのときはホント薬に助けられた」といった声をいただきました。それは、私にとってやりがいそのものであり、大きな励みを与えてくれるものでした。

しかしながら、私の職場である薬局は飲食店ではありません。飲食店で働く人にとって常連さんはうれしい存在ですが、薬剤師の場合、特に「人の健康を守りたい」という思いから薬剤師になった私にとっては、足しげく通ってくださる患者さんの存在は決して喜べるものではありませんでした。

高齢化が進み、生活習慣病の人が増える中、私の薬局では「一生のおつきあい」の患者さんが増えていきました。そして、私は「一生のおつきあい」という言葉を患者さんに向かって発することに、次第に息苦しさを覚えるようになったのです。

新鮮な野菜であれば、「毎日食べてくださいね」と躊躇《ちゅうちょ》なく胸を張って言うことができます。しかし、残念ながら薬はそういうわけにはいきません。

その人の身体によからぬ作用を及ぼすかもしれないことを知りながら、「一生のおつきあい」＝「命がある限り飲みつづけてください」と患者さんに笑顔で言う私。

そんな自分が許せなくなり、私はとうとう薬剤師の制服ともいうべき白衣を脱ぎました。5年前のことです。

白衣を脱いでも、幼い頃から抱いてきた「人の健康を守りたい」という思いに何ら変わりはありません。

いえ、むしろ「人の健康を守る」ために私は白衣を脱いだと言ったほうがいいでしょう。

私は今「薬を使わない薬剤師」として、食やエクササイズを通して、必要以上に薬に頼らずに元気になる方法を広める活動をしています。

薬を使っていた経験があるからこそ、伝えられることがあります。そして、薬を使わなくなったからこそ、伝えられることもあるのです。


本書では、薬が効くメカニズムを知っていただいた上で、人が生まれながらにして持っている自然治癒力・自己免疫力に気づくことの重要性についてお伝えし、自然治癒力・自己免疫力を自らの手に取り戻すための簡単なエクササイズをご紹介します。

この本を手に取ってくださったみなさんが、薬に対して新たな認識を持ち、自らの力で毎日を生き生き過ごせるようになることを願いつつ、お話を始めることにしましょう。

薬剤師は薬を飲まない

目次

1章 なぜ薬は「効く」のか？

2章　薬を飲んでもあなたの病気が治らない理由

3章　あなたの体の中には100人の医者がいる

4章 間違いだらけの薬習慣

5章　薬なしでいるための健康な体を育む

制作スタッフ
構成／肥田倫子
編集協力／大西華子
イラスト／山川宗夫
校正／矢島規男
DTP／(株)三協美術

1章

なぜ薬は「効く」のか?

■「効く」ということはとても怖いこと

熱を下げる解熱《げねつ》剤、お腹のゴロゴロを抑える整腸剤、痛みを緩和《かんわ》する鎮痛剤、胃のムカムカをなくす胃腸薬など、私たちの周りにはさまざまな薬があります。

病院に行き、不調を訴えれば、必ず処方せんを渡されますし、病院に行かなくても、薬を扱う薬局やドラッグストアが街のあちこちにあり、いつでもどこでも簡単に薬を手に入れることができます。

また「良薬は口に苦し」といいますが、それはもはや過去の話。今ではほとんどの薬が錠剤になっていて、コーティングが施されているものなら苦みも感じません。

今や私たちにとって、薬は手軽に手に入り、気軽に飲むことができるものといえるでしょう。おまけに服用すれば数時間のうちに不快な症状を緩和してくれるのですから、誰でも飛びつきたくなりますよね。

でも、ちょっと考えてみてください。

口から入った薬は、どのようにしてその効果を発揮しているのでしょう?

たとえば、火事になると消防車を呼びますが、消防車は火事になっている家に駆けつけ、火事になっている家にのみ放水をします。当たり前ですよね。火事になっていない家に放水したら、その家を水浸しにするだけでなく、水圧によって外壁や窓、屋根を痛めつけてしまうのですから。

火事になっている家にまっしぐらに向かい、その家にだけ放水をする消防車のように、もしも薬が身体の不調になっている箇所に行き、その箇所にだけピンポイントで作用してくれるのであれば、副作用という言葉はこの世に存在しなかったでしょう。

しかし人間が運転し、人間が操作する消防車と違って、体内に入った薬は誰の指示を受けることもなければ、誰に操作されることもありません。飲み下された薬は、胃で消化され、血流にのって、身体中をまんべんなく巡ります。

行き先も、自分の使命もわかっていない薬は、身体のあちこちで、薬を必要とするところでもしないところでも、同じようにその効力を発揮します。いわば、薬は放水しながら住宅街をぐるぐると回っている消防車と同じようなものなのです。

つまり、私たちが、「薬が効いた」と感じるのは、全身にその薬の作用がまんべんなく行きわたっているということ。飲んだ薬が頭の痛みを止めてくれたのであれば、頭で起きたのと同じ作用が足でも手でも、胃でも腸でも起きているわけです。

消防車に置き換えれば、火事になった家を鎮火させたのと同じ量の水が、同じような勢いで、その周辺の家々に放たれたということです。

ちなみに、患部に働きかける作用を主作用《しゅさよう》といい、意図した作用以外の作用を副作用といいます。

眠くなる、じんましんが出るなど自覚できる副作用もありますが、自覚がないからといって、全く副作用が起きていないというわけではありません。主作用と副作用はワンセットであり、「効く」という主作用が起きていれば、身体のどこかで必ず何かしらの副作用も起きているのです。

■「薬を飲んで体調が悪くなった」

内臓脂肪型肥満に、高血糖・高血圧・脂質異常（高脂血症）のうち二つ以上を合併した状態を指すメタボリック症候群。メタボという通称で、すっかりおなじみになっている言葉ですね。

かつて私が白衣を着ていた頃、メタボ診断で引っかかり、血圧を下げる薬を日常的に服用されている患者さんがおられました。

窓口でいつもと同じお薬をお渡しするときに、私は一言「お薬を飲んでいて、変わったことはありませんか？」と聞きました。するとその患者さんは「この薬を飲むようになってから、身体がだるくてしかたないんだよ。朝はなかなか起きられないし、午前中はほとんど仕事にならない……」と漏らしたのです。

話によれば、この方は収縮期血圧が160㎜Hgあり、メタボ診断が基準とする130をオーバーしているため、基準値になるよう薬を服用するようになったとのこと。とはいえ、本人は血圧が160あったときには、これといった不調を感じていなかったというのです。

血圧の薬を飲めば、血圧は下がり、血圧が下がれば、確実に血流も落ちます。

この方の血圧が160であるということは、もしかすると血圧を上げ、血流をよくしなければならない理由があったからなのかもしれません。

仮に、この患者さんの身体が血流をよくするために、血圧を上げているのだとしたら、薬を飲んで血圧を下げ、血流が弱くなったことで、不具合が生じても何ら不思議はありません。

「健康のためにと薬を飲みはじめたのに、却《かえ》って調子が悪くなっちゃったような気がするんだけど、それでも飲んだほうがいいのかな？」。患者さんの問いかけに、私は「次回、先生に今の状態をお話しして、お薬についてご相談されてはいかがですか」と答えました。

後日、薬局にやってきたその患者さんに「薬のこと、先生は何とおっしゃっていましたか？」と聞くと「『飲みたくないなら飲まなくてもいいけど、命の保障はないよ』と言われちゃった。そんなふうに言われたら、いくらだるくても飲むしかないよね……」という言葉が返ってきたのです。

薬剤師の仕事は、医師が出した処方せんの通りに薬を調剤することです。患者さんの様子を聞き、たとえ「薬を飲むことで生活の質が低下している」「この方にとっては飲まないほうが好ましいのでは」と感じても、自分の判断で勝手に薬を減らしたり、出さなかったりすることはできないのです。

そもそも高血圧症というのは、生活習慣病。ある日いきなり血圧がグンと上がるわけではありません。偏食や運動不足や過度のストレスなど、日常の不摂生が、5年、10年という歳月をかけて蓄積されていく中で、徐々に血圧が上がり、たとえば130だったものが160になってしまうのです。

5年、10年かけて上がった血圧を、薬は2～3日で一気に下げてしまいます。それは見事な切れ味なのですが、そんな魔法のような作用を起こすということは、血圧とは別な場所で、確実に違うことが起こっているということなのです。

血圧にだけ着目すれば「下がってよかった」ということになります。けれど、人間の身体というのは、さまざまな器官のさまざまな働きによって成り立っているもの。身体全体で考えると、単に血圧を下げただけで「よかった」ということには必ずしもならないのです。

■ギラン・バレー症候群になった患者さん

血圧の薬で身体がだるくなったという方以外に、こんな方もおられました。

医療の仕事に携わっておられ、年に1度くらいの割合で、ご自身が病気になったときに私の薬局を利用してくださっていた方です。

彼女は出張続きで疲労がたまっていたときに、インフルエンザになってしまいました。フラフラになり、夜間の救急外来を受診すると、B型インフルエンザと言われ、タミフルを処方されたそうです。彼女はもともと持病もなく、普段から元気な方だったのですが、タミフルを1粒服用してから体調がさらに悪化。全身がしびれ、立つこともできなくなってしまったのです。

診断がつかず、いくつかの病院を回ったところ、一人の医師から「タミフルを飲んだことによるギラン・バレー症候群でしょう」と言われ、即座に入院することになりました。

ギラン・バレー症候群というのは、筋肉を動かす運動神経の障害により、手や足に力が入らなくなったり、手足の先にしびれを伴ったりする病気です。難病に指定されており、ひどい場合は後遺症で自立歩行ができなくなる方や、病気の経過中に亡くなる方もいるといわれています。

入院先の病院で彼女は「リハビリがあるので半年間入院してください」と言われました。そして、まだ入院して間もない頃、全身に強いしびれが出たので医師に相談すると、薬が与えられました。

「薬を飲んでギラン・バレーになったと先生は言っていたのに、そんな私にどうしてまた薬を出すの?」。彼女は疑問を抱きつつも、仕方なくその薬を飲みました。

すると、しびれはある程度治まったものの、今度はひどいめまいに襲われたのです。

「薬を飲んだら、さらに具合が悪くなった……」。彼女の心の中に、薬に対する不信感が膨れ上がりました。

それ以降、彼女は出された薬は一切服用せず、「家族が面倒を見てくれるので、とにかく家に帰してほしい」と言い張り、2週間でその病院を退院しました。

退院後、病院に通院はしたものの、やはり処方された薬は一切服用しなかったそうです。そして、何度目かの受診の際、彼女は主治医からこう言われたのです。「まれにみる驚異的な回復の仕方です！」と。

彼女は私に「驚異的な回復ができたのは、たぶん私が処方された薬を一つも飲まなかったからだと思う」と、確信に満ちた様子で話してくれました。

■薬は合成品。合成品は身体にとって毒

副作用のない薬があればいいのですが、残念ながら、副作用のない薬はありえません。主作用の「効き」が鋭ければ鋭いほど、確実にどこかで副作用が起きていると考えたほうがいいでしょう。

なぜかといえば、私たちが自然に生まれ出てきたものであるのに対し、薬は不自然に作られた合成品だからです。

薬の中には石油から合成して作られるものが多くあります。元をたどれば、プラスチックと同じものから作られているのです。

小さな子どもが誤ってプラスチックのおもちゃの小さな一片を飲み込んだら、大騒ぎになりますよね。大騒ぎするのは、プラスチックが人間にとって異物だからです。

一方、薬はどうでしょう？

プラスチックと同じ合成品であっても、「薬」という名前がついているから、人の命を救うお医者様が出してくれるものであるから、私たちは何の疑問も持たずに、合成品である薬を飲んでいるわけです。

けれど、「薬」という名がついていても、それが石油から作られた合成品であることには変わりはありません。

もしも私たちの身体が機械でできていたら、合成品である薬が体内に入っても、うまくなじませることができるのかもしれません。

でも私たちは自然のものであり、生き物です。自然のものに不自然なものを溶け込ませることは不可能です。

自然である私たちにとって、合成品である薬は異物。異物が身体の中でよい作用を及ぼす場合は「薬」としてありがたがられますが、その一方で同じ異物が悪い作用を及ぼせば「毒」として疎《うと》まれます。

つまり、薬と毒は表裏一体。薬は毒でもあるのです。

ちなみに、「今の日本人は死んでもしばらく腐らない」といわれています。合成品や抗生物質まみれの食べ物ばかりを食べ、食品に含まれている薬物が身体の中に蓄積されているため、死んでも腐りにくいというわけです。

背筋が寒くなるような話ですよね。

こうした話を聞くと、防腐剤や保存料といった合成品が含まれた食品、病気に感染しないよう抗生物質をたっぷり与えられて育った牛や豚の肉などを敬遠したくなるものです。

実際、食べ物に気を遣う人は私の周りにも多くいますが、そうした方々でも薬に対しては、「合成品だから気をつけよう」といった意識は持たれていないのではないでしょうか?

■薬を常用している自然食志向の奥様方

中年になると身体のあちこちに不調が出てきます。また日本では多くの場合、女性が台所に立ち一家の食を預かっています。そんなことから、中年女性には食べ物に気を遣っている方が少なくありません。

あるとき、40～50代の女性4人と食事をしました。みなさんそれぞれに健康志向が強く

「自然食のお店で無農薬の野菜を買っています」「出来合いのお惣菜《そうざい》は何が入っているかわからないから、なるべく手作りしています」「調味料は昔ながらの方法で作られたものを取り寄せています」と、口々に語っておられました。

フムフム、そうなんだ～。みなさん食に対する意識が高いんだな～、などと感心しているうちに食事が終わり、ウエイターが食器を片付けると、テーブルの上にはお水の入ったコップのみが残りました。

すると、みなさんご自分のバッグを膝の上に置き、なにやらごそごそと探しはじめるではありませんか。お財布を取り出すのかと思い、私もバッグを手元に持ってきたら、なんと彼女たちのバッグから出てきたのは、お財布ではなく薬。錠剤でした。

「コレステロール値が高いから、これを飲んで気をつけているんです」「頭痛がひどくて手放せませんの」と、これまた口々に服用の理由を語り、テーブルに置かれた水でそれぞれに薬を飲み下したのです。

私は、その様子を見てポカンとしてしまいました。

なぜなら、食べ物に含まれる合成物質にあれほど神経質になっていた方々が、合成品である薬を、ご自分の口からダイレクトに飲んでいたからです。

もう一度言いますが、薬は合成品です。漢方など天然素材のものもありますが、基本的に天然素材は含まれていない、丸ごと合成品です。

天然に存在する物質はすべて化学構造を持っています。その化学構造を人間の知恵と技術によって合成して作ったものがプラスチックや合成繊維、合成ゴム、染料、農薬、化学肥料や食品添加物。そして現在の医薬品も同様です。人間の手を加え、自然なものから不自然なものへと変化したのです。

出来合いのお惣菜に含まれている添加物や牛や豚の餌《えさ》に混ぜられた抗生剤に過敏になり、避けている人たちが、薬という名前がついているだけで、平気で合成品を飲んでしまうのですから、私の口が思わず開いてしまうのも致し方ありません。

「それを飲むんだったら、添加物がどうだから、加工品がどうだからと言って、野菜に高いお金を出すまでもありませんよ。スーパーで買っても同じですよ」。喉元《のどもと》まで出かかった言葉を、私はグッと飲み込みました。

「薬は別もの」と信じて疑わない人たちを納得させるには時間がかかりますし、楽しい食事の後に気分を害してしまっては申し訳ないと思ったからです。

これとはまた別の機会に、自称「食の安全を気にしている」という方に、「抗生剤を混ぜた餌を食べて育った牛や豚のお肉は食べないとおっしゃったけど、病院で出された抗生剤はどうしていますか?」と聞いたことがあります。

その方は、いぶかしげな表情で「病院で処方してくれたものだから、もちろん飲んでいますよ」と答えました。でも、抗生剤という言葉にひっかかったのか、しばらくしてから「抗生剤といっても、病院で出してくれるのは牛や豚が与えられているものとは別ものでしょう」と言われました。

「牛用、豚用の抗生剤とは違い、人間用の抗生剤は安全。病院で身体に悪いものを出すわけはない」と思いたい気持ちはよくわかります。

でも、それは全くの誤解です。

病気に感染しないように飲むのが抗生剤であり、形状やサイズなどに違いはあっても、薬本来の効用に関して言うなら牛用も豚用も人間用もありません。

牛肉や豚肉から間接的に抗生剤を取り込むのと、自分の口からダイレクトに抗生剤を取り込むのと、どちらが抗生剤としての効力を発揮するか?

答えは、わざわざ申し上げるまでもありませんよね。

■医者も患者も薬に頼りすぎ

国民皆保険といって、日本では国民すべてが医療保険に加入しており、誰もが平等に医療を受ける機会を保障されています。

必要なときに、必要な医療を受けられるというのは、すばらしいことだと思います。

しかし、その一方で、医療費の負担が少ないからと、少しでも具合が悪くなったら病院に行く人、つまり必要性がさほどなくても病院に行く人を生み出しているといった一面もあります。

気軽に病院に行くことができ、しかも病院に行けばお土産のように必ず「薬」がついてくるのですから、多くの人が薬になじみ、「病気は薬が治すもの」という錯覚を持つようになるのも無理のない話といえるでしょう。

また、テレビをつければ「痛くなったらすぐ〇〇〇」「風邪をひいたら早めの〇〇〇」といったCMがひっきりなしに流れ、あたかも「薬は病気を治す正義の味方」的なイメージを植えつけています。

保険制度やCMの影響から、私たちは知らず知らずのうちに、病気になったら病院に行くもの、病気になったら薬を飲んで治す、と信じて疑わなくなってしまったのかもしれませんね。

ちなみに、処方せんを出してもらうためだけに病院に行き、「薬だけもらってきた」と言う人がたまにいますが、これはとても奇妙な話です。

前に診察した患者さんに対して処方せんを出すということは、「診察をして、今回もこの患者さんにはこの薬が一番いいと思うからこの薬を出しますよ」ということなのです。

患者さんからすれば、「診察といっても、先生はパソコンの画面を見ながら、『どうですか？』と聞くだけ。どうせ同じ薬が出てくるなら、診察なしで薬だけもらってきたほうが時間もかからない」ということなのでしょうが、顔も見ない患者さんに対し、同じ薬を処方するということは、本来あってはならないことです。

中には、「診察をしてもらわないからその分お金もかからないだろう」と思っている方もいるようですが、それも誤解です。処方せんというのは本来「診察をしました。薬のチェックもしました」という了解のもとで出すもの。

医師が処方せんを出すということは、建前上は再診したということです。つまり患者さんは当然再診料を支払っているということになります。「薬だけだから安い」ということではないのです。

さらに言うなら、診察が実際に行われているかいないかにかかわらず、誰かが処方せんをもらえば、その再診料の何割かは私たち国民が負担しているというわけです。

■感受性は人それぞれ

人はそれぞれ背丈が違えば、体重も違い、顔のつくりも違います。十人十色、百人百様というように、誰一人として同じ人はいませんよね。見た目がそれぞれ違うように、人は体質もそれぞれ異なり、感受性もそれぞれ異なります。

たとえばアルコールに対する感受性。日本では20歳にならないとアルコールは飲んではいけないことになっていますが、20歳を過ぎても体質的にアルコールを受け付けないという人は少なくありません。

アルコールを浴びるように飲んでも平気な人もいれば、一滴でもアルコールを口にしたら気分が悪くなってしまう人もいます。男性でも女性でも、太っている人でも痩《や》せている人でもアルコールに強い人がいれば、弱い人もいます。

また、かつてはザルのように飲んでいたという人でも、年をとるにつれ弱くなったという人もいれば、昔は弱かったけど、だんだんアルコールに強くなってきたという人もいます。

さらに普段からアルコールをたしなむ人でも、毎回同じような反応が出るわけではありません。いつもより早く酔っぱらってしまったということもあれば、いくら飲んでも大して酔いが回らなかったということもあります。

このように、アルコールに対する感受性は、性別や年齢、体型や容姿にかかわらず、人それぞれ。同じ人であってもその時々で異なります。

薬もまた、アルコールと同じです。

アルコールに対する感受性が人によってそれぞれ違うように、薬に対する感受性もまた十人十色、百人百様。そして、たとえ同じ人であっても、その感受性は一定しておらず、刻々と変化しているのです。

つまり、10人が飲んで副作用が感じられなかったという薬であっても、ある人には副作用が強く出るという可能性があるのです。

以前飲んだときには特に問題はなかった薬でも、今回は副作用が出てしまうということもあるのです。

副作用が出るというのは特別なケースのように思われがちですし、誰もが「私には起こらない」と思っていますが、決してそんなことはありません。

ギラン・バレー症候群になった彼女も「まさか私が、たった1粒の薬でこんなひどい目に遭うとは思わなかった」と言っていました。

もう一度言います。副作用は薬を服用すれば、誰にでも同等に起こりうるものであり、私にもあなたにも起こりうるものなのです。

しかも薬を飲むのは、身体のどこかが弱っているときです。

普段はサバ寿司を食べて何ともない人でも、体調が悪いときに食べたら湿疹が出てしまったということがありますよね。薬もまた体調が弱っていれば、それだけ悪い作用が出やすくなります。

「毒」ともなりうる薬だからこそ、自分は今体調が悪いからどんな副作用が出てくるかわからない、といった覚悟を持って服用してほしいと思います。

そして、副作用は誰にでも起こりうることだからこそ、そのリスクを減らすことができるのであれば、なるべく減らす道を選んでいただきたいと思います。

■市販薬と処方薬の違いは？

病院で処方せんを出してもらって調剤薬局で買う処方薬。そしてドラッグストアや薬局で販売している市販薬。ご存知のように、薬の流通スタイルには主に、右記の2種類があります。

「処方薬は強く市販薬は弱い」＝「市販薬は副作用がほとんどない」というイメージが蔓《まん》延《えん》しているようですが、これも大きな誤解です。

処方薬は、医師が患者さんの症状を聞いて、「オーダーメイド」で処方してくれますが、市販薬は箱に入った「既製品」です。

たとえば風邪薬の場合、病院では、熱、咳、くしゃみ、鼻水、鼻づまり、喉の痛みなど、そのときの症状を抑える薬が何種類か処方されます。薬局で買う場合は、それらの症状を抑える薬が1錠の中に混合されているものがほとんどです。それぞれが適量ずつ配合されているということは、全く出ていない症状の薬も飲むということになってしまいます。

また、処方薬と市販薬は、前述した通り流通スタイルも違います。服用する側からすれば、処方薬は医師が出すものであり、自分でチョイスすることができないけれど、市販薬は自分で選ぶことができる薬というわけです。もちろん、処方薬は保険が適用されるけれど、市販薬は全額自腹という違いもあります。

薬の強さというのは、投与量に対する急性毒性の強さ、つまり安全域の幅などによって区分されており、普通薬、劇薬、毒薬という3つのジャンルで表されています。たとえば、普通薬は、1錠服用すべきところを誤って2錠飲んでも生死に関わらないけれど、10錠飲んだら死んでしまう強さであるとしたら、毒薬は1錠服用すべきところを誤って2錠飲んでしまったら死んでしまうといった具合です。

劇薬や毒薬は市販薬として流通していませんが、市販されている普通薬であっても、用法・用量を間違えて、たくさん飲めば十分致死量に達してしまいますし、市販薬だから副作用がないということにはならないのです。

ちなみに、最近ロキソニンという鎮痛剤が市販されるようになりましたが、この薬は数年前まで処方薬であり、調剤室では劇薬の棚に置かれていたものです。市販されるようになってから、劇薬の棚から普通薬の棚に移されることになりましたが、置かれる棚が変わっても、成分的には何ら変わりはありません。

また、普通薬、劇薬、毒薬の区分ですら、一般的なガイドラインにすぎません。たとえ普通薬であっても、用法・用量を守ってさえいれば100%安全、ということにはならないのです。

なぜなら、感受性は人それぞれであり、同じ人でもそのときの体調によって感受性が異なるからです。

■皆知らない「正常値」の落とし穴

乳幼児の身長体重曲線、メタボリックシンドロームの診断基準など、人は何かにつけ基準値を決めたがります。また基準値とか正常値といったものを提示されると、自分や自分の近親者がその範囲内に収まっているかどうかを気にして、万一そこからはみ出ていた場合は、基準値や正常値に近づけようと躍起になるのが人というものです。

でも、感受性が人それぞれ違うように、体重、身長、腹囲、血圧、コレステロール値、血糖値もそれぞれ違います。体重、身長、腹囲などは見た目としてカッコいい、カッコ悪いといった審美的な話も絡んでくるものですから、基準値を目指すということに対し特に異論は挟みません。

けれど、血圧やコレステロール値、血糖値などについては、多少基準値からはみ出していたとしても、当人がこれといった不調を感じず、日常生活を快適に送っているのであれば、それがその人にとっての、正常値と考えてもいいのではないでしょうか。

たとえば、私が薬剤師になったばかりの頃、収縮期血圧の基準値というのは、年齢プラス90とされていました。つまり、40歳の人であれば、40プラス90で130、50歳の人であれば50プラス90で140、60歳の人であれば60プラス90で150が、基準値だったのです。

年齢が高くなれば、体の状態も変化し、その変化に伴い血流を上げる必要が出てくるから、年齢が上にいくほど血圧は上がるものと考え、血圧が上がっても問題なしとされていたのです。

しかし、メタボ診断が広く行われるようになり、最高血圧は130以下という基準値が示されるようになって以降、50歳の人も、60歳の人も、70歳の人も、80歳の人も、90歳の人も一律に130以上あると、「血圧が高い」と言われるようになりました。

そして「基準値」をオーバーしていると言われた人は、それまで何の支障もなく、どこにも不調を感じることなく生活を送ってきたにもかかわらず、急に病人意識が芽生え、「薬を飲んで数値を下げなければ」という強迫観念にかられてしまうのです。

基準値が示されたことで病人意識を持たされてしまった方は、日本中にたくさんいらっしゃるのではないでしょうか。

　ましてや、冒頭でお話しした方のように、医師から「薬をやめたら命の保障はない」と言われてしまっては、いくら体調不良になってしまっても、薬は飲みつづけるしかないと思うのが人情というもの。

　でも、基準値を気にするあまり、肝心の生活の質を落としてしまっては、元も子もありませんよね。

　私には、こうした基準値や正常値といった数字が、必要以上に多くの人に病人のレッテルを貼っているような気がしてなりません。

　そして、病人のレッテルを貼られた人たちが、薬を常用することによって体調を悪化させている……そんなふうに思えてならないのです。

2章

薬を飲んでもあなたの病気が治らない理由

■生活習慣病は薬では治せない

身体や心に不調や不具合が生じた状態のことを病気といいます。

私たちは普段、風邪も偏頭痛も高血圧症もアレルギー症もうつ病もがんも、何もかもすべてを十把《じっぱ》ひとからげにして「病気」と呼んでいますが、病気はその原因により、次の3つに分けられます。

①ダウン症のように遺伝子異常や脳障害が原因となっている先天性の病気。

②インフルエンザのようにウイルスや細菌などが原因となっている伝染病・感染症。

③高血圧や糖尿病などのように生活習慣の乱れや加齢が原因となっている生活習慣病。

先天性の病気は別として、多くの人は、伝染病・感染症も生活習慣病も「病気」という同様の概念でとらえ、「病気になったらお医者さんに行って治してもらおう」「薬を飲んで治そう」と考えているようです。

けれど先天性の病気と伝染病・感染症あるいは生活習慣病が異なるように、伝染病・感染症と生活習慣病もまた全く別ものなのです。別ものであれば、治療法や予防法が違ってくるのも当然です。

伝染病・感染症は外部から来た、目に見えない細菌やウイルスにより発病するので、細菌やウイルスを殺すための抗生剤や感染による症状を緩和するための薬が必要になります。

公衆衛生が整備され、抗生剤や止血剤など急性の症状を抑える薬が登場したおかげで、多くの人の命が救われたことは事実であり、それは薬の大きな功績といえるでしょう。

細菌やウイルスを殺したり急性の症状を一時的に抑えたりする場合には、薬はその威力を存分に発揮し、救世主や「神の薬」と成りうるのです。

一方、生活習慣病というのは、自分の生活習慣が生み出した病気です。

原因は、病気になるような習慣を積み重ねてきた自分自身にあります。自覚症状がないまま進行していくので、発病の瞬間を特定することもできませんし、慢性化してしまうことがほとんどです。

生活習慣が原因となっている病気に対し薬ができることは、身体に表れている症状を抑えることです。

急性の症状であれば、一定の期間薬を飲めばその症状は出ないようになりますが、慢性化している症状は薬を飲んでいる間しか、その症状を抑制・緩和することができません。

つまり、薬をやめたら、症状は以前と同じように出てしまうということです。

薬は、慢性化している症状を消し去ることはできないのです。

慢性化してしまった生活習慣病を治療しようと思ったら、病気の原因となっている生活習慣を改める以外に道はありません。

生活習慣病を患っている人の中には、病気の原因が何であるかを考えずに、生活習慣病もまた急性疾患と同様に「薬で治すもの」と思っている人が少なくありません。

そして、そういった人たちは薬の服用を数ヶ月、数年と続ける中で、口癖のように「薬を飲んでいるのに治らない」と嘆くのです。

私は薬局の窓口でこうした患者さんと話をしたときは必ず「生活習慣病は生活習慣を改善しなければ治りませんよ」と伝えていましたが、同じセリフを何度繰り返しても、その言葉は彼らの耳には届きませんでした。

その一方で、生活を改善しなければ自分の病気が治らないことを自覚している人もいました。けれど、そういった人たちはその努力をすることが面倒なので「私には運動する時間はない」と言って体を動かそうとせず、「一人暮らしだし、家に帰ったら寝るだけなんで、自分で料理を作るなんて無理」と言って、コンビニ弁当を毎食のように食べるのです。

そして、自分は生活習慣を改善することはできないけれど、症状を放置しておくのはよくないので、病院に行って薬をもらえばいいというわけです。

■薬は体内の酵素を奪う

血圧にしても血糖値にしても、数値を基準に近づけることだけを目的にするのであれば、即効性が高い薬は、頼もしい味方のように思えることでしょう。運動をしなくても、食事を変えなくても、決められた分量の薬を決められた時間に忘れずに飲みさえすれば、基準値に近づいていくのですから、こんな便利なものはありませんよね。

けれど、どんなに便利であっても、薬というものは、飲みつづけるべきではないのです。その理由として重要なのが「酵素《こうそ》」です。薬を飲むと、同時に体内にある酵素が奪われてしまうのです。

酵素ジュース、酵素ダイエットなど、数年前から「酵素」が脚光を浴びるようになりましたが、そもそも身体の中で起こる化学反応に対して、触媒《しょくばい》として機能する分子のことを酵素といいます。

口から入った食べ物を消化するのも酵素、アルコールを分解するのも酵素、血液を作るのも酵素、皮膚を作っているのも酵素。私たちは、体内に酵素があるから、生物としての活動を営むことができるのです。

酵素には、もともと体内にある「体内酵素」と、外部から取り入れる「食物酵素」があります。生まれたときから身体の中にある「体内酵素」は、年齢とともに減少していきます。

また、酵素は体内で無尽蔵《むじんぞう》に作られるわけではなく、1日に作られる量には上限があります。言い換えれば、人が一生で作り出すことのできる酵素の量は限定されており、酵素を使い果たしたときに、人は天寿を全うするというわけです。

さらに「体内酵素」は、食物の消化・吸収に使われる「消化酵素」と身体を正常に動かすために使われる「代謝酵素」に分かれており、この二つの酵素は互いに影響しあっています。たとえば全体の体内酵素の量を10とした場合、仮に消化酵素を7使うと代謝酵素は3になり、消化酵素を9使うと代謝酵素は1になります。

ちなみに食べすぎて吹き出物ができたり、太ったりするのは消化ために酵素が使われすぎてしまい、代謝にまわる酵素が不足したためです。

食べ物と同じく、薬も消化酵素によって体内で消化・吸収されます。

そして、何度も申し上げてきたように、薬は私たち人間にとって異物です。

昔から口にし、慣れ親しんできた食べ物なら、分解の仕方を心得ているので、酵素を無駄遣いすることなく、効率的に消化・吸収することができます。

一方、私たちの身体は異物を消化・吸収する方法を知りません。薬という異物が入ってくると、どう対処していいのかわからず、この酵素でもない、あの酵素でもないと、試行錯誤します。

さらに、異物である薬を解毒《げどく》（毒性がなくなるように分解すること）するためにたくさんの酵素を必要とします。その結果、大切な酵素を大量消費してしまうのです。

私たちが口にしているものの中で、何よりも一番、酵素を無駄遣いするのは薬だと私は思います。

■薬を飲むと体温が下がり、免疫力が低下する

前述した通り、消化酵素を無駄遣いすれば、使える代謝酵素が減ってしまいます。では、使える代謝酵素が少なくなるとどうなるでしょうか？

当然のことながら代謝が悪くなります。

代謝が悪くなると、体温が下がります。

白衣を身につけ、薬局の窓口で患者さんに薬を手渡していた頃に、「気のせいか、薬を飲むといつもより体が冷えるような気がする」という患者さんの声をよく耳にしましたが、それは決して気のせいなどではありません。薬を服用することで実際に体温が下がっていたのです。

「解熱剤を飲んでいたからじゃないの？」と突っ込みを入れられそうですが、体温を下げるのは解熱剤だけではありません。たとえ解熱効果を謳《うた》っていなくても、ほとんどの薬は、服用した人の体温を下げてしまうのです。

体温が下がれば、免疫力も低下します。

免疫力というのは、体内に入った細菌やウイルス、異物などから自身の体を守る力のことで、これが低下すると多くの病気を引き起こすといわれています。

免疫機能を持った白血球は、血流にのって体中を巡り、細菌やウイルス、異物を見つけると、それらを撃退するわけですが、体温が下がれば血流が悪くなり、白血球の働きが悪くなる。つまり、免疫力が低下して、病気にかかりやすくなるというわけです。

ちなみに、体温が1度下がると免疫力は30％低くなるといわれています。

病気になったときにこそ免疫力に活躍してほしいところですが、病気を治すつもりで薬を飲むと結果的に免疫力を低下させてしまうというのですから、なんとも皮肉な話ですよね。

とはいえ、たとえ薬が体温を下げ、免疫力を低下させるものであっても、急性の症状に対しては「薬は使わないほうがいい」などと言うつもりは微塵《みじん》もありません。薬の主作用が副作用を上回る場合は、むしろ積極的に薬を使うべきだと思います。

ただし、生活習慣病に関しては、話が違います。症状を手軽に抑えるために薬を日常的に服用し、それによって体温を下げ、自らの武器である免疫力を低下させてしまっては、体全体としての健康は損なわれていくのではないでしょうか。

薬と毒は表裏一体。よく「両刃《もろは》の剣《つるぎ》」とたとえられます。長期にわたって使用すれば、薬としてのよい一面が薄れ、毒としての刃《やいば》に磨きをかけていくことになるのです。

■薬が効かなくなるワケ

薬を常用することのデメリットはもう一つあります。

それは薬が効かなくなっていくことです。

「最初は1錠で効いていた頭痛薬が常用しているうちに効かなくなり、2錠服用するようになった」。「1錠で効果てきめんだった便秘薬が、いつしか1錠では全く効かなくなり、2錠、3錠と飲んでいる」。こうした経験をお持ちの方は決して少なくないでしょう。

これは、薬に対する「耐性」ができてしまうためです。

「耐性」というのは、薬を繰り返し投与するうちに、身体が抵抗性を持つようになり、薬の効力が低下していくことです。

ビールを一口飲んだだけで真っ赤になっていた人が、飲みつづけるうちに強くなり、大ジョッキを何杯もあけてしまうようになったという話をよく聞きますよね。同じようなことが薬でも起こるのです。

アルコールの場合は嗜好品《しこうひん》ですから、強くなろうがなるまいが大した問題ではありません。強くなったからといって、べろんべろんに酔っぱらうまで飲まなければいけないということはないからです。

でも、薬の使命は身体に「効く」ことです。効果がなければ量を増やすということになりますが、薬には副作用や酵素を奪うというマイナスの面もあります。単純に、効かなくなったら増やせばいい、ということにはならないのです。

1錠であれば、副作用として表面化しなかったことが、量を増やしたことによって表面化してくる可能性は十分考えられますし、薬の量が増えれば奪われる酵素の量も自動的に増えてしまいます。

身体になるべく負担をかけずに薬を効果的に使うためには、薬に対する耐性を持たせないようにすることが重要になります。生活を改善する労を惜しんで薬を常用するのは、体に病気のツケをためこんでいくようなものなのです。

また、薬を長期にわたって服用することは、心理的にもストレスを与えるようです。かつて私は「毎食後に飲むのは面倒」「でも薬を忘れてしまうと、体の調子が悪くなるんじゃないかと心配」といった患者さんの声を毎日のように聞いていました。

現代人の病気の70％は、ストレスによる交感神経の過緊張によって起こっているといわれています。たとえちょっとしたストレスであっても毎日のこととなれば、いつしか「ちりも積もって山」となります。新たな病気を引き起こさないためにも、日常のストレスはできるかぎり軽減したいですよね。

■新薬は危険!?

人は好奇心が旺盛《おうせい》な生物ですから、目新しいものに興味を示すものです。

車にしてもタブレット端末にしても化粧品にしても掃除機にしても、新商品といわれると、これまでにない優れた機能を備え、より使い勝手がよくなっているのではないかと、期待を膨らませます。

薬の場合も、「新薬」と言われると、多くの方が、「いかにも効き目が強そう」と感じられるのではないでしょうか？

しかし、「新薬」ということは、まだそれを飲んだ人が圧倒的に少ないということです。市場に出回る前に承認テストを経てきているわけですが、承認テストの実験台になった方というのは、通常健康体でアレルギーなどとは縁のないような人たち。人数にしても、そこまで多くはないはずです。

新薬を飲むということは、自分をその薬の実験台にするようなもの。効くかどうかも不透明、どんな副作用が起こりうるのかも不透明な状態で服用するわけですから、いわばギャンブルと同じです。

その薬が効いて副作用がなければ大当たりですし、副作用によるダメージが大きかったらハズレ。どちらに転ぶかは、服用しなければわからないというわけです。

難病やがんなど、新薬を試すしか薬による治療法はないという場合は別として、「効きそうだから」と無闇に新薬に手を出すのは控えたほうがいいと思います。

インフルエンザの特効薬として登場したタミフルにしても、功を奏したという人がいる一方で、異常行動を起こして思わぬ展開を招いた事例がいくつもありましたよね。

部屋の中を駆け回る、家から飛び出す、窓から飛び降りる、などの異常行動とタミフルとの因果関係は明らかにはなっていません。

けれど、もしも「タミフルを飲んだ後で異常行動を起こした人が何人もいる」という情報を事前に知らされていたら、タミフルを安易に服用する人はずいぶんと減ったのではないでしょうか。

ちなみに、2009年8月に新型インフルエンザが流行した際、新型インフルエンザ死亡者10人の内9人はタミフル投与者でした。（2009年9月3日現在）

また、だいぶ前から、タミフル耐性ウイルスも出現しています。

薬を飲むか飲まないかは最終的に本人、服用するのが子どもならその保護者が決めることです。新薬に期待をかけるのもその人の自由です。

ただし、「新薬は飲んだ人がまだ少なく、その効果についても副作用についても極めて情報が少ない。そして服用した場合、どういうことが起こるかはよくわかっていない」ということをしっかり認識し、その上で服用するかどうかの判断をしていただきたいと思います。

■「接種奨励が差し控え」になった子宮頸がん予防ワクチン

記憶に新しいところでは、子宮頸《しきゅうけい》がん予防ワクチンも「救世主」のように注目を浴び、しばらくしてから副作用が明るみに出て問題になりましたね。

病気の原因となる細菌やウイルスなどをあらかじめ接種しておき、病気を防ぐのが予防ワクチン。子宮頸がん予防ワクチンは、発がん性のあるヒトパピローマウイルス(HPV)のうち、子宮頸がんの原因として多く報告されている16型と18型の抗体を作るものです。

「注射で女性特有のがんが防げる」ということで、国が全面的に後押しをし、2010年から多くの自治体が女子中高生への接種を無料化しました。

自費で打てば何万円もするワクチンですから、「無料のうちに」と親も積極的に勧めたのでしょう。多くの女子中高生がワクチンを接種することになりました。

さらにメディアで取り上げられたことで、子宮頸がん予防ワクチンの知名度はグンと上がり、接種を希望する女性は有料となる18歳以上にも広がったようです。

前述の通り、この子宮頸がんワクチンが予防できるのは、HPV16型と18型です。全ての発がん性HPVの感染を防げるものではありません。

さらにこのワクチンは海外で製造された輸入ワクチンで、欧米では子宮頸がんの原因としてHPV16・18型が7~8割と多いのですが、日本人のHPV16・18型は約60％。確かに最も多いのですが、海外に比べると期待できる効果が低くもあります。

そのためHPV16・18型予防に海外で製造された輸入ワクチンは、日本人に対する予防効果がさらに限定的であるということです。

そして、予防ワクチンを接種する人が増えていく中で、副作用の報告が次々とあがってきたのです。手足のしびれ、失神といった一時的なものから、「四肢の運動能力低下」「歩行不能」といった回復が難しい重篤《じゅうとく》なケースまであります。

積極的にワクチンの接種を奨励していた国も、この結果を受けて、2013年6月に「積極的な接種奨励の差し控え」を決定したのです。

実は、副作用が話題になる以前に、私は何人もの女性の知り合いから、接種すべきかどうかの相談を受けました。「娘に打たせようと思っているんだけど」と言う母親世代の人もいれば、「高いけど打ったほうがいいかしら」と言う中高年の女性もいましたが、私は年齢を問わず、誰に対しても「絶対に打っちゃダメ」ときっぱり答えました。

副作用の心配ももちろんありましたが、そもそも子宮頸がんの原因とされるＨＰＶは、性交渉で感染するものであり、性交渉をしたことのある女性ならほとんどが一度は感染しているからです。裏を返せば性交渉を経験した女性に関して言うなら、このワクチンはほとんど意味がないということです。

もちろん「性交渉＝１００％ウイルス感染」ではないので、検査した上でウイルスの感染が認められないのであれば、接種の意味もあるかもしれませんね。

無料化の対象を女子中高生としたのには、それなりにワケがあるのです。それは一般的に、女子中高生のほとんどは性交渉の経験がないと考えられているからでした。ただしその一般的な考えが、現代の日本において通用するかどうかはまた別の話ですが……。

接種を受けた性交渉経験のある18歳以上の女性は、主作用をほとんど期待できないにもかかわらず、高いお金を払い、恐ろしい副作用があるワクチンを打ったというわけです。

ところで、ＨＰＶに感染しながらも、多くの人が子宮頸がんを発症しないのはなぜでしょう？

それは自分自身の免疫力でウイルスを排除しているからです。

ＨＰＶというのは、現代に特有のウイルスではありません。昔からあったウイルスです。

子宮頸がんによる死亡者が、ここ20年間で1・5倍に増えたといわれていますが、その要因は、ＨＰＶが急増して感染者が増えたからでもなければ、ＨＰＶが発がん性を急激に高めたからでもありません。

現代人の免疫力が低下し、発症する人が増えたからに他なりません。

子宮頸がんに限らず、私たちは病気を予防する目的でいろいろなワクチンを打ちます。予防の意識を持つことはいいことですが、接種後に何が起こるかわからない予防ワクチンを打つことよりも、たとえウイルスに感染しても発症させない免疫力を自ら持つことのほうが、よほど大事だと私は思います。

■うつ病の薬の副作用は「うつ」症状

現代社会はストレスがよほど多いのでしょう。うつ病の患者さんが年々増えています。うつ病になったら、放っておかないで、病院に行って治療することが大事とよく耳にしますが、日本ではうつ病の治療は、多くの場合薬任せになっているようです。

抗うつ薬は、化学構造の違いから、「三環系」「非三環系」「ＳＳＲＩ（選択的セロトニン再取り込み阻害薬）」「ＳＮＲＩ（セロトニン・ノルアドレナリン再取り込み阻害薬《そがい》）」等に分類されます。

ＳＳＲＩやＳＮＲＩは、従来の抗うつ薬より副作用が少ないとされ、近年の主流になっています。

うつ状態の方の脳の中では、神経伝達物質であるセロトニンやノルアドレナリンが非常に少なくなっているために、意欲や気分をつかさどる脳の機能が低下し、抑うつ症状が起こっているといわれています。

セロトニンは安らぎや幸福感を、ノルアドレナリンはやる気や自信を与えてくれる神経の伝達物質です。うつ病の患者さんはこれらの量が少ないため、幸福感が少なく「自分はダメだ」「生きていたってしょうがない」などと、自分に対し否定的な感情を持ってしまうのです。

うつ病の患者さんが飲んでいる「ＳＳＲＩ」や「ＳＮＲＩ」を簡単に説明すると、循環しているセロトニンやノルアドレナリンが、戻ろうとする部屋のドアをしめて中に戻さないようにして、脳内をセロトニンやノルアドレナリンで満たすようにする薬です。分泌される全体量を増やすのではなく、特定の箇所に貯めることで、その一部分のみセロトニンやアドレナリンの量を増やそうというわけです。

現時点ではうつ病に効果的な薬とされていますが、私には、ただでさえ疲れ果てているセロトニンやノルアドレナリンを、帰るべき場所に戻してあげずに、同じ場所で酷使しているように感じられてなりません。

ちなみに、今主流となっている「SSRI」「SNRI」の一番の副作用はうつ症状です。悪い冗談のような話ですが、薬の説明には「自殺願望が高まることがあります」という注釈が必ずついています。

ここまで抗うつ薬のお話をしてきましたが、私はうつ病もまた薬で治すことはできないと思っています。

病気を治療するためには、その原因を知ることが重要になりますが、うつ病の原因は、脳内のセロトニンやノルアドレナリンの量が減ってしまったことだけではないからです。

なぜうつ症状が出てしまったのか？　その原因が明らかにわかっているのなら、たとえば学校に行けなくなった子どもであれば、薬漬けにして無理矢理学校に行くようにするのではなく、転校をする、あるいは義務教育でない場合は学校を辞めてしまうという選択肢だってあるはずです。

現状を打開するために薬に頼るのだと思いますが、薬に頼ったところで、真の解決にはならないのです。

自殺願望が強くなったときなどに一時的に薬を使うことは致し方ないとして、服用しつづけることはお勧めできません。

うつ病の薬を長く服用すれば、身体の健康も心の健康も蝕《むしば》まれていくのですから。

■「1に運動、2に食事、最後に薬」

薬で病気は治せません。

薬で健康は作れません。

薬の限界を感じた私は、薬局の窓口に立ちながら、常連となっている生活習慣病の患者さんを何とかして薬漬けの生活から救出しなければいけないという使命感を持つようになりました。

厚生労働省は、生活習慣病対策のスローガンとして「1に運動　2に食事　しっかり禁煙　最後にクスリ」と言っているので、私はお薬を手渡しながら、そのスローガンを患者さんに口頭でお伝えしました。

「生活習慣病は、日常の不摂生が高じてなる病気です。だからこれまでの生活を見直し、少しでもいいから毎日運動をし、食事にも気をつけてくださいね。お薬はあくまで最後の手段ですからね。運動をし、食事のバランスを考え、禁煙をすれば、病院通いもなくなり、薬も服用する必要がなくなりますよ」と。

でも返ってくるのは「そうは言われても、具体的に何をしたらいいかわからない」という言葉がほとんどでした。

確かに運動といっても漠然としていますし、食事といってもご自分で炊事をされない男性にとっては、何をしたらいいかわかりませんよね。

そこで私はスローガンの1番に挙げられている運動を中心にお伝えすることにしました。

食事はあれこれアドバイスしても、その場で実行に移すことができませんが、身体のことなら、「背筋を伸ばしてください」「手はこうやって動かしてください」というように、その場で実践的にお伝えし、患者さんにその場で実行に移してもらうことができるからです。

ちなみに、厚生労働省が「運動」として推奨しているのは、ウォーキング。特別な場所に行って特別なことをしなくても、正しい歩き方をすれば、それが効果的な運動になるというわけです。

確かに歩くことなら誰でもできることですし、日常生活の中に取り入れやすいですよね。厚生労働省のお墨付きもあるので、私は常連の患者さんにウォーキングを教えようと決めました。

しかし、当時の私は、お世辞にも姿勢がいいとは言えず、歩き方もはっきり言ってきれいではありませんでした。人様に教えるためには、自分がまず正しい歩き方をマスターする必要があります。

そこで私は、その頃テレビや雑誌によく登場していた　デューク更家《さらいえ》氏に弟子入りすることにしました。彼を取り上げたあるドキュメンタリー番組を見て、「最期まで自分の足で歩ききる人生」というコンセプトに触れ、それに共感したことから、彼の教室の門を叩いたのです。

教室に通うこともなく、いきなり「弟子にしてほしい」と直談判するなんて、今思えば我ながら大胆なことをしたなと思います。

でも、私の目的は「ウォーキングを教える人」になること。一刻も早く、「教える人」になりたかったので、本来踏むべき生徒という順序を飛び越えて、いきなり弟子入りさせてもらったのです。

とはいえ、正しい立ち方すらできない私はまさにゼロ以下からのスタート。すでにウォーキングの経験を積んできた方々に混じっての修業は、並大抵のものではありませんでした。心身ともに疲れ果てるような日々でした。

歯を食いしばって頑張ることができたのは、「生活習慣病で薬を飲む人を一人でも多く減らす」という明確な使命があったからに他なりません。

そして、弟子になってからまもなく3ヶ月が経とうとした頃、私の身に奇跡が起こったのです。

■薬漬けだった身体に起こった奇跡

実を言うと、私は大学生の頃から肩こりと頭痛に悩まされており、頭痛薬を手放すことができませんでした。整形外科医から「頸椎《けいつい》がずれていて、そこから来る痛みだから治しようがない」と言われたこともあり、私は一生肩こりと、肩こりから来る頭痛につきあうしかないと思っていました。

そして、痛いのはつらいから、頭痛薬や鎮痛剤を日常的に服用していたのです。当然のことながら、薬の量は1錠から2錠、2錠から3錠へと増えていき、同じ薬学部に通う友達から「そんなに飲んで大丈夫？」と心配されるほどでした。でも、私にしてみれば、そのときの痛みを抑えることが先決でした。痛みを抑えなければ、次の行動がとれなかったからです。

痛みはよくないものと思っていましたし、痛みを抑えるために薬を飲むというのは、私にとってごく当たり前の行為だったのです。

しかも薬剤師になると、目の前にさまざまな薬があり、取り放題という環境に身を置くことになります。頭痛薬にプラスして、血行をよくするためのビタミン剤や、強張《こわば》りをとる筋弛緩剤《きんしかんざい》を服用するなど、薬への依存度は次第にエスカレートしていきました。

何かの症状が出れば、それを抑える薬を飲む。飲んだ薬で症状が抑えられなければ、さらに薬の量を増やす。あるいはより強い薬を飲む。そんな薬漬けの生活が30年近く続きました。

奇妙に思われるかもしれませんが、生活習慣病の方々に対し「薬を常用するのはよくない」「薬では病気は治らない」と真剣に伝えながらも、自分は例外と考え、薬を飲むことを許していたのです。

私の頸椎のずれから来る肩こりや頭痛は、どうすることもできない持病であり、不摂生な生活を送った結果ではないと思い込んでいたからです。

生活習慣病の人に対しては「自分で作ったメタボでしょ。だから自分で治しましょう」と言って薬から遠ざけようとし、その一方で、自分自身に対しては「私が悪いんじゃない。持病だからしかたない」と甘やかし、「私は一生薬を飲みつづけなければいけない」と決め込む。

今振り返ると、ずいぶん矛盾していますが、当時の私は、そうした自分の考えに何の疑問も感じていなかったのです。

もちろん、デューク更家氏に弟子入りした当初も薬を飲んでいました。頭痛薬、ビタミン剤、胃腸薬、筋弛緩剤などを合わせて、7種類の薬を1日合計17錠飲んでいるときもありました。

私が奇跡に気づいたのは、義母を車に乗せているときのことでした。駐車しようと車をバックさせせたら、不意に義母が「久美子さん、あなた後ろ向いているわよ！」と驚いた様子で言ったのです。

車をバックさせるときに、後ろを向いて目視するのは誰もがやっていることではあります。でも、首も肩もガチガチにはっていた私にとって、それは至難の業。教習所では「バックをするときは、必ず後ろを向いて安全確認をするように」と教わりましたが、後ろを向いたりなどしたら、肩と首に激しい痛みが走ってそれこそ危険です。バックするときは、目視はパスし、ルームミラーとサイドミラーのみで確認するのが私のいつものやり方だったのです。

ですから、バックをするときに後ろを振り向けたということは、私にとっては奇跡ともいうべき出来事だったのです。無意識のうちにやったことであり、義母に指摘されるまで自分でも気づきませんでしたが、ウォーキングによって姿勢が正されたのか、その効果が目に見える形となって現れたわけです。

■薬は必ず手放せる！

自分の身体を治すためではなく、人に教えるためにチャレンジしたウォーキング。そのウォーキングが私の身体を変えたのです。

首をスムーズに回せるようになったということは、痛みがなくなったということです。もちろん痛みを抑える強力な薬を飲んだわけではありません。

その頃はすでに、薬の量は激減していましたが、意図的にやめたわけではありません。痛みが出ないから、薬を飲む必要がなくなっていたのです。薬を飲まなくなったことも、忘れていたほどです。

生まれつき頸椎がずれているのだから、私の肩こりは治るはずがない。私の肩こりは持病だから、痛みを抑えるために薬は一生手放すことができない。

長年抱いていた私の思い込みは見事に覆《くつがえ》されたのです。

ウォーキングによって頸椎のずれが治ったとは思いません。けれど、たとえ頸椎がずれたままでも、正しい姿勢をとり、正しい歩き方をすることで、こりや痛みを取り除くことができるのです。

そして、痛みがなくなれば「絶対に手放すことはできない」「一生のおつきあいだ」と思っていた薬でさえも、苦労することなく、簡単に手放すことができるのです。

薬漬けの状態を30年近く続けてきた自分が、薬を必要としない体になれた。この経験があるからこそ、私は「薬に安易に頼るのはやめましょう」「薬を常用するのはやめましょう」と伝えるだけに留まらず、「薬は必ず手放すことができます」と自信を持って言えるのです。

薬を手放したら人間らしい生活が待っていました。薬を常用していた頃には決して味わうことのなかった感覚です。

私は今54歳ですが、20年前の自分よりも、身も心もこの上なく快調です。

薬に疑問を持ったことはもとより、薬漬けだった日々と薬を手放すことができた経験、薬を手放すことで訪れた心身の変化があるからこそ、私は自ら白衣を脱ぎ、今こうして「薬を使わない薬剤師」として活動しているのです。

3章

あなたの体の中には100人の医者がいる

■治すのは自分自身

ウォーキングを学び、薬を手放したことをきっかけに、私は白衣を脱ぎ「薬を使わない薬剤師」として活動を始めました。

日本には薬を信仰する人が多いせいか、自己紹介で「薬を使わない薬剤師」と伝えると、必ずと言っていいほど「薬を使わないでどうやって病気を治すの？」という質問が返ってきます。

1、2章でお話ししてきた通り、薬ではほとんどの病気は治せません。薬は症状を抑えているにすぎないのです。

本当に病気を治しているのは、私たち自身が持っている自然治癒力です。

薬が世の中に出回り、多くの人が薬に頼るようになったのは、人類の歴史から見ればつい最近のこと。薬が広く出回るようになるまで、人は薬の手を借りることなく、自分の力で病気と闘い、病気を治して「生」をつないできました。

たとえば風邪をひいたとき「病院で処方してくれた薬がよく効いた」と言う人がいますが、薬を数日間飲んでいる間に、その人の免疫力が風邪と闘い、治っただけのことです。

薬は咳や鼻水といったつらい症状を抑えてくれたかもしれませんが、治したのはその人自身の力であり、薬ではないのです。

西洋医学の父、医聖と呼ばれているヒポクラテス（紀元前460年頃～紀元前370年頃）は「人間は自らの中に100人の名医を持っている」と言っています。

100人の名医というのは、私たちが生まれながらに持っている自然治癒力のことです。ヒポクラテスの言葉にあるように「病気は、人間が自らの力をもって自然に治すものであり、医者はこれを手助けするものである」のです。

ちなみに、自然治癒力には、身体のバランスを正常に保とうとする恒常性維持機能、傷を負ったときに元に戻そうとする自己再生機能、外部から入って来るウイルスや細菌などと闘う自己防衛機能の3つの機能があります。自己防衛機能は、よく耳にする「免疫力」のことです。

機械はひとたび故障したら、誰かに直してもらうしかありませんが、人間は誰の手を借りなくても、自らを治す力を持っているのです。

医療が目覚ましく発達した影響で、多くの人が病気になればすぐに病院や薬に頼ってしまい、自然治癒力というすばらしい宝物の存在を忘れかけているように思います。

自然治癒力を最大限に発揮させる秘訣は、「治りたい」という強い意志を本人が持つことだといわれています。

誰かに「治してもらう」ではなく、自分で「治す」という気持ちを持ったときに、体の中に潜んでいる100人の名医が積極的に動き出してくれるのです。

■インフルエンザも自力で治せる

2012年末、私はインフルエンザにかかりました。病院に行っていないので、インフルエンザと断定することはできませんが、急に熱が出て、起き上がれないくらい体の節々が痛くなったので、おそらくインフルエンザに違いありません。

薬を多用していた頃の私だったら、解熱剤を飲んでまずは熱を下げようとしたことでしょう。熱が出てフラフラでは何もできなくなるからです。でも、今回はそうはしませんでした。

風邪を引き、熱が出ると多くの人は大騒ぎをしますが、熱は風邪のウイルスが出させているわけではありません。免疫力を最大限に発揮して、熱に弱いウイルスと闘うために、私たちの身体が自ら熱を出しているのです。つまり自然治癒の一環として、熱を出しているのです。

小さな子どもはよく熱を出しますが、それは彼らの自然治癒力が高いから。体温を上げることで効率よく病気と闘っているわけです。

もちろん私は20歳を過ぎた息子のいる50代の女性であり、小さな子どもではありません。しかし、50代の私にも自然治癒力は備わっています。

熱が出ているということは、つまり私の中の治ろうとする力が頑張っているということです。せっかく自然治癒力が働いているというのに、解熱剤を飲んでみすみす熱を下げてしまっては、自然治癒力の邪魔をするようなもの。

私は、身体の中にいる名医たちがインフルエンザウイルスと闘っている様子をイメージしながら、ただただベッドの中で身体を休めていました。

40度近い熱があったので、身体はしんどかったけれど、「熱があるのは闘っている証拠」という思いがあったので、そこまでつらいとは思いませんでした。視点を変えると感じ方まで変わるのですから、人の身体というのは本当に不思議なものです。

一緒に暮らす息子からは「薬を使わない薬剤師なんて言っている場合じゃないんじゃない」「素直に薬を飲んだら」と再三言われました。

でも私は「今これだけ頑張って闘っているのに、薬なんか飲んだらもったいないよ」と言い張ったのです。

そして、年末の山積みになっている仕事も家事もすっかり放棄して、私は2日間ひたすら寝ていました。

起き上がるとフラフラする、ということは、私の身体が「起き上がらないで！　このまま寝ていて！」と悲鳴をあげていると感じたからです。

その間、水分以外はほとんど食べ物を口にすることはできませんでした。

熱が出て寝込んだときなどは、なるべく栄養のあるものを食べないと……と考えがちですが、私は、もうろうとしながらも、「酵素《こうそ》という点では、栄養のあるものを無理して食べて、消化させるために酵素を使うより、食べたくないときは食べずに、消化に使う酵素を代謝に回したほうが、身体の回復も早いはず」などと考えながら寝ていました。

こうして、私は何一つ薬を飲むことなく、ベッドの中で寝ているだけで、多くの人が恐れるインフルエンザを3日で治したのです。

もちろん、仕事も家事も年明けに持ち越し。とてもさわやかに年始を迎えられるような状態ではありませんでしたけどね。

■症状は身体のSOS

熱が出るのは病気の仕業ではありません。熱は私たちの身体が病気に対抗するために出しているものなのです。

熱が出ると身体がだるくなり、いつも通りに活動をすることが難しくなります。つまり、それは横になりじっとして身体を休ませることを身体が要求しているということです。余分なことに体力を使わずに、病気と闘うことに専念したいからです。

それにもかかわらず、私たちは身体がだるくなった状態から一刻も早く脱することばかりを考え、薬を飲みます。薬を飲めば、そのときに出ている症状が抑えられ、いつも通りとは言わないまでも、ある程度活動することができるようになるからです。

ちなみに私がインフルエンザになったとき、息子が私に言った「薬を飲みなよ」という言葉の中には、私の身体のことを気遣う気持ちに加え、「薬を飲んで早く熱を下げて、年末年始の対応をしろよ」という意味も少なからず含まれていたと思います。

効率を重視する現代社会では、静かに休んで病気を治すことよりも、症状を抑えいつも通りに活動することが優先され、無理をしてでも普段通りに活動することが美徳とされるところがありますよね。

確かに熱が出れば身体がしんどくなり、咳が出れば喉《のど》や胸が痛くなり、鼻水が出れば鬱《うっ》陶《とう》しい思いをします。けれど、身体は熱を出すことで自然治癒力を高め、咳や鼻水によって体内に入り込んだウイルスを懸命に排出しようとしているのです。

さまざまな症状が出ているということは、身体が異常事態に直面していることを伝えるため。症状を出すことで、身体を休ませるように身体の主である私たちに訴えているのです。

身体に出てくるさまざまな症状は、いわば身体が発しているSOSのサインです。そして、SOSのサインを受け取った私たちが第一にすべきことは、身体を休ませることなのです。

薬を飲み、症状を抑えこんで、いつもと変わらずに活動することは、身体のSOSを無視しているのと同じことなのです。

私が長年悩まされてきた肩こりにしても、身体が発するSOSだったのです。「そんな姿勢をしていたらつらいよ」「くたびれちゃったよ。もっと休みたいよ」と私の身体が訴えていたということ。

でも私は「痛み」がどこから来るのか、「痛み」を通して身体が何を伝えようとしているのかをまったく考えようとせず、「痛み」を抑えることに必死になっていました。薬を飲んで身体を酷使するのではなく、私は身体に「ごめんね」と言って休ませてあげるべきだったのに……。

薬を飲んで症状を抑え込むのは、身体が発している声に蓋《ふた》をすることです。あの頃、私の身体は私に対して、「まだ気づかないの?」「いったい私をどこまでいじめるの?」と思っていたことでしょう。

■薬を飲むと回復が遅れる!?

テレビCMの影響が大きいと思いますが、風邪などの場合、早めに薬を飲めば早めに治ると思っている方が少なくありません。大手の製薬会社があれだけ大々的に宣伝しているのですから、是非そうであってほしいところですが、実際はどうなのでしょう?

小さい子どもが高熱を出すと、お母さんは我が子の命に関わってしまうんじゃないだろうかと心配になり、熱を下げることに全力を注ぎます。

でも、熱を上げているのは、リンパ球の活動を活発にし、自然治癒力を高めるためなのです。

体温が上がり、いよいよリンパ球が「よし、闘うぞ」と戦闘態勢になったところに、解熱剤を投入されては、リンパ球もたまったものではありません。それこそ戦意喪失、意気消沈してしまいますよね。

つまり、解熱剤を服用するということは、自然治癒力が活動しにくい不利な状況をわざわざ作るということ。むしろ回復が遅れるということも考えられるのです。

とはいえ、薬を飲まないほうが早く治るからといって、熱があるのに無理をして、学校に行ったり、仕事をしたりなど普段と変わらずに身体を動かしては、症状を悪化させ、別な症状を引き起こすことにもなりかねません。

身体が発するSOSの声を無視してまで、活動しなければならない場合は、薬で症状を抑えたほうがいいのかもしれません。

でも身体が本当に求めているのは、症状を抑え込むことではなく、しっかり療養することと、安静にすることです。自分の身体を大事に思い、早く回復させたいのであれば、安静にするのが一番なのです。

そして、「安静にする」ということを条件にすれば、薬は使わないほうが確実に治りは早いのです。

■飲むととりあえず満足する、それがプラセボ効果

新薬が開発されると、その薬の効果を調べるために、臨床試験が行われます。臨床試験の対象となっている薬「治験薬《ちけんやく》」と見た目、味を全く同じにした偽の薬「プラセボ」を作って両者を比較します。

プラセボには当然何の作用もありません。しかし、こうした比較試験を行うと、プラセボでも「効いた」という被験者が必ず出てくるのです。

比較試験は、治験薬とプラセボの有意差を見るためのものです。たとえば治験薬では被験者の8割が「効いた」と言い、プラセボでは被験者の3割しか「効いた」と言わなかったとしたら、治験薬の効果は高いとされ、その薬は承認されて世に出ることになるわけです。

ところで、そもそも何の作用も持たないプラセボを飲んで、なぜ「効いた」と言う人が出てくるのでしょう?

プラセボを飲んで「効いた」と感じるのは、人の思い込みのなせる業なのです。

「病は気から」というように「薬を飲んだから症状が治まるはず」という思い込みや自己暗示によって症状が感じられなくなるのかもしれませんし、そうした思い込みが身体の中の自然治癒力を引き出しているのかもしれません。

そのメカニズムは解明はされていませんが、プラセボでも服用する人が「効く」と思えば実際に「効いてしまう」ケースが多々あるのです。こうした薬理作用によらない暗示的な治癒効果をプラセボ効果といいます。

ちなみに私の知り合いに、ある市販の風邪薬を万能薬だと言っている人がいました。けれど、その人は下痢をしても、胃がもたれても、どんな症状でもその風邪薬を飲むというのです。

「これを飲むと何でも治るから」と言って憚《はばか》らないその人は、常備薬としてその薬を買い、出張に行くときにも必ず持っていくのです。一般の人にはただの風邪薬も、その人にとっては万能薬となりうるのです。

これもプラセボ効果の一例といえるでしょう。

つまり、私たちには、何の作用も持たない偽の薬ですら「効かせて」しまうような力が、もともと備わっているのです。

逆に言えば、すぐに薬に頼ってしまうのは、「薬を飲まなければ病気は治らない」という自己暗示にかかっているから。

薬の服用を促す危険な自己暗示は取り払い、私たちは本来自分が備えている力をもっと積極的に使うべきなのです。

■自分の声に耳を傾ける

かつて私は「痛みは悪いもの」と考えていました。肩がこっている状態は悪い、頭が痛い状態は悪い、と。

そして、その悪い状態を解消するために、薬を飲んでいたのです。

痛みから解放するという結果が全てで、そこには、なぜ痛くなったのかという原因を探る姿勢は一切ありませんでした。

人によって感じ方はさまざまですが、「痛い」と感じている状態を放置するのはつらいですよね。痛みによって生活の質が低下したり、気持ちが塞《ふさ》いだりするのであれば、一時的に痛み止めを飲むことも必要だと思います。

ここまで自然治癒力を信じようというお話をしてきましたが、私は「痛いのをがまんしても、薬は飲むな」などと言うつもりはさらさらありません。

ただし、薬を服用するときに、「なぜそういう症状が出ているのか？」と自分自身に問いかけてほしいのです。問いかけたところで症状が治まるわけではありませんが、原因を考えるきっかけにはなります。

たとえば、「腹痛に悩まされているけど、もしかしたらクーラーが効きすぎていて体が冷えたからかもしれない」「夕方になると頭痛がひどくなるのは、ずっとデスクワークをしていて血行が悪くなったからかもしれない」というように、なぜそういう症状が出ているのかを振りかえることができます。

さらに原因らしきものが思い当たれば、「身体が冷えないようにする」「デスクワークの合間に軽い運動を入れる」といった対策を講じることもできますよね。

物事にはすべて原因と結果があります。身体に現れた症状、つまり結果にしか目を向けず、その症状を抑え込んでしまったら、原因を突き止めることはできません。原因がなくならなければ、症状はまた繰り返し現れるのです。

「お医者さんじゃないんだから、病気のことなどわからない」と思われるかもしれませんが、自分のことを誰よりも知っているのは自分です。

どんなふうに痛いのか、どの程度痛いのか、どういうタイミングで痛くなるのか。そうした細かいことは、お医者さんにはわかりません。痛みを実際に感じている自分にしかわからないことなのです。

お医者さんに症状を話せば、診断をして、薬を出してくれます。でも、繰り返し言っているように、治すのはあくまで自分です。

自分の身体を守り、自分を不快な症状にさらさないためには、症状という結果に蓋をするだけでなく、自分の内なる声に耳を傾け、不快な症状を引き起こす原因について考えることが大切なのです。

■自分に対してもやさしさを!

自分の親しい人が「痛いよー」と叫んでいた場合、私たちは「どうしたの?」と聞きます。そしてその人が、いつもより無理をして仕事をしていたのであれば、「頑張りすぎて疲れたんじゃない?」と労をねぎらい、「もう今日は終わりにしたら」といたわります。「痛い」と訴えている人に対し、痛みを抑え込ませてまで、「もっと頑張れ」とは言わないはずです。

その一方で、自分に対してはどうでしょう？

「痛い」と感じていても、「どうしたの？」と声をかけることはありません。声をかけないどころか、薬を飲んで無理矢理その痛みを抑え込み、さらに頑張ろうとするのではないでしょうか。

「自分がここで穴をあけたら仕事が回らなくなる」「家族に迷惑をかけてはいけない」。仕事を持つ人や一家を預かる主婦は、とかく自分の身体を犠牲にして、いつも通りに仕事や家事をこなそうとします。

確かに、仕事を休めば会社の仲間に多少の迷惑をかけることになるでしょう。家事をしなければ家族に不便な思いをさせたり、面倒をかけることになるでしょう。でも、たかだか数日間寝込んで仕事や家事をしなかったからといって、取り返しのつかないような事態に陥るということは滅多にありませんよね。

仕事に穴があくなら仲間にやってもらえばいいし、家事ができないなら家族にコンビニでお弁当を買ってきてもらい、コインランドリーで洗濯をしてもらえばいいのです。掃除などしばらくしなくても、死ぬことはありません。

でも、自分の身体はどうでしょう？

私たちにとって自分の身体の代わりになるものは、世界中を探してもどこにもありません。代わりのきかない自分自身の身体こそ、私たちは思いやり、気遣い、やさしくするべきなのです。

私も、大量の薬を服用することで、自分の身体を長らく酷使してきました。いつもだるくて、いつも疲れていたけれど、こんな顔を患者さんに見せてはいけないと、鎮痛剤を飲んで、笑顔を作っていたのです。

大量に飲んでいた薬を手放すことができたとき、私は初めて自分の身体が何を訴えてきたのかに気づきました。そして、訴えに耳を傾けることなく身体を痛めつけてきたことに対して「ごめんなさい」と心から思いました。そして同時に、自分の身体から「わかったよ」と許してもらえたような気がしたのです。

つらい症状を緩和する目的であれば、薬を飲むことはやむをえません。でも、症状を抑え込んで身体を酷使するのが目的だとしたら、薬を飲むことはおすすめしません。

自分の身体は代わりがききません。だからこそ、身体の内なる声にしっかり耳を傾け、自分の身体を大切にしてほしいのです。

「自分で治そう」とする環境が整えば、身体の中にいる100人の名医は、必ずやあなたのためによい働きをしてくれるはずです。

4章

間違いだらけの薬習慣

■内科、耳鼻科、整形外科……処方される薬はすべて同じ⁉

中耳炎になり耳鼻科に行ったら、1ヶ月前に風邪で内科を受診したときに出されたのと同じ薬が処方された。

骨折し整形外科に行ったら、以前耳鼻科でもらったのと同じ薬が処方された。

こうした経験をされた方はおそらく少なくないはずです。

内科と耳鼻科と整形外科では診る場所が全然違うのに、どうして同じ薬が出されるの？と不思議に思われるかもしれませんが、これらは別に不思議なことでも特別なことでもありません。

たとえば、風邪で内科を受診すると、喉《のど》・鼻の炎症を抑える抗炎症剤、細菌の感染を防ぐための抗生剤、熱を下げ、痛みを和らげる解熱鎮痛剤が出されます。

また、中耳炎《ちゅうじえん》で耳鼻科を受診すると、化膿しないように抗生剤が、炎症を抑えるために抗炎症剤が、痛みを抑えるために解熱鎮痛剤が出されます。

そして、骨折で整形外科を受診すると、骨折部の化膿を抑える抗生剤、炎症を抑える抗炎症剤、痛みを緩和する解熱鎮痛剤が出されるのです。

抗生剤にも抗炎症剤にも解熱鎮痛剤にもそれぞれいろいろな種類がありますが、風邪用、耳用、骨折用というように、病気の種類によって分けられているわけではありません。なぜなら1章でもお話しした通り、中耳炎なら耳だけに、風邪なら喉と鼻だけにと、ピンポイントで効いてくれる薬はないからです。

大げさな話をすれば、骨折で薬を服用中に風邪を引いたら、同じ骨折の薬をそれまでと同量飲んでいるだけで風邪の症状まで緩和されてしまうというわけです。

言い方を変えれば、骨折の薬を服用しているときは、風邪を引いていなくても、喉や鼻、耳など身体中のあらゆる部位に、服用した薬の作用が及んでいるというわけです。

ちなみに、耳鼻科と整形外科でまさか同じ薬（もしくは、同じ種類の薬）が出ているとは思わずに、通常の2倍の量の薬を飲んでいることに気づかないで、調剤薬局で薬剤師に言われてわかったというケースはよくあることです。

街の薬局やドラッグストアでは、それぞれの症状に応じてさまざまな薬が売られていますが、パッケージと名称、薬の形状が違うだけで、成分自体はそれほど差がないというものも実際にあるのです。

■薬頼みから自分頼みへ

気軽に手に入れられることもあり、体調がいつもと少しでも違うとつい薬に手を伸ばしてしまいがちですが、「症状に蓋《ふた》をする」のではなく「自分で治す」習慣を作ることで、本来の健康を少しずつ取り戻していっていただきたいと思います。

ここでは、多くの人が経験している一般的な症状を取り上げ、薬に頼らない対処法をそれぞれご紹介していきます。

＊頭痛に悩まされています

目の疲れ、肩のこり、姿勢の悪さ、睡眠不足、ストレスなど、頭痛の原因は人それぞれです。ズキズキと痛んだり、ガーンと激しく痛んだりと、症状もまちまち。

頭が痛いと集中力に欠け、思考力も低下するような気がして、つい鎮痛解熱剤に手を出してしまいますよね。私も頭痛に長年悩まされてきたので、そのつらさも、薬に頼りたくなる気持ちもとてもよくわかります。

けれど、長年頭痛に悩まされ、解熱鎮痛剤を大量に服用してきた私が断言します。頭痛で悩んでいる人が最初にやらなければいけないのは、「頭痛薬を手放す」ことです。

鎮痛剤の鎮痛成分には、痛みを軽減させる作用しかありません。また、市販の鎮痛剤に含まれている、脳の働きを鎮静化させる中枢神経抑制剤《ちゅうすうしんけいよくせいざい》や血管の収縮を促す無水カフェインは、効果が切れると痛みをぶり返させてしまうのです。

痛みを止めるために飲んだ鎮痛剤によって一時的に痛みを抑えられても、その作用が切れれば、さらなる痛みが襲ってくる。つまり、薬が痛みを呼び、痛むから薬を飲むという悪循環が生まれてしまうのです。

また、鎮痛剤は胃粘膜を刺激するので胃炎や胃潰瘍《かいよう》の原因にもなりかねません。

原因は特定しにくいかもしれませんが、目が疲れていないか、肩はこっていないか、姿勢は悪くないかと、ご自分のわかる範囲で原因となるものを探ってみてください。そして、原因として思い当たるものがあったら、そこから改善していきましょう。

たとえば、自分の姿勢が悪いと思う方は姿勢を正し、寝不足の方だったら仮眠をとったり、睡眠時間を長くするというように身近なところから自分の生活習慣を見直していくのです。

鎮痛剤のような即効性はありませんが、原因を突き止め、それを摘《つ》み取ることができれば、いずれ頭痛とは無縁の自分になれるのです。

何はともあれ、頭痛から解放されたいのなら、頭痛薬には手を出さないということをおすすめします。

＊膝の痛みがつらいです

膝の痛みは、交通事故などの外傷やスポーツや運動による使いすぎによるものでない限り、痛みの原因は生活習慣にあります。歩き方が悪い、姿勢が悪い、太りすぎなどで、膝に負担をかけていることが主な原因に挙げられます。

一方、世間ではグルコサミンやコンドロイチンといったサプリメントが、膝の痛みの特効薬のようにもてはやされています。それらのサプリメントを飲んだ人の「膝がカクカクしなくなった」などといった、喜びの声もよく聞きます。

けれど、膝にだけ届き、膝だけに作用を及ぼすようなサプリメントはこの世に存在しません。それは薬と一緒です。

グルコサミンやコンドロイチンが「効いた」と感じるのは、まさしくプラセボ効果です。プラセボ効果であっても、膝痛を抱える本人が効くと感じるのであれば、それはそれで飲む価値もあるのでしょう。

しかし、それらのサプリメントをたとえば1瓶飲んだとしても、膝の痛みは消えてなくなるわけではありません。1瓶飲んでも2瓶飲んでも、膝の痛みがあることに変わりはないのです。つまり、痛みを感じないようにするためには、グルコサミンなりコンドロイチンなどを、一生飲みつづけなければならないのです。

生活習慣から来る膝の痛みは、生活習慣を改めることで必ずよくなります。体重が原因であれば食事や運動によって減量をしましょう。体重に問題がないのであれば、普段の生活や姿勢を見直してみましょう。

たとえ、関節がすり減っている・骨が変形していると言われたとしても、負担のかからない立ち方、歩き方をすれば、痛みはずっと軽くなります。時間はかかるけれど、痛みが少しずつでも薄れていけば、高額なサプリメントを飲む必要はなくなるのですから。

＊生理痛で薬が手放せません

生理痛は女性特有の症状。男性にはなかなか理解してもらえないので、会社勤めをされている女性には、生理痛を抑えるために鎮痛剤を飲んでいるという方が少なくありません。

生理痛の主な原因には、生理中に分泌されるプロスタグランジンという物質の過剰分泌、子宮の出口が狭いこと、身体の冷え、ストレスなどが挙げられます。

プロスタグランジンの分泌量や子宮の出口の大きさについては、自分の努力ではどうすることもできませんが、身体の冷え、ストレスだったらちょっとした工夫で改善していくことはできますよね。

ちなみになぜ身体の冷えが生理痛を引き起こすのかといえば、冷えによって血液の循環が悪くなり、その結果プロストグランジンが骨盤内に滞留することで、痛みが強くなるからです。またストレスは、自律神経のバランスを崩すことによって、血行を悪くし、身体を不快な症状に対し過敏にしてしまうのです。

冷え性の女性は多くいますが、自分は冷え性だと言っている割には、薄着をしていたり、おへそや肩が出るような服を着ていたり、冬でも生足だったり、湯船に浸からず万年シャワーだったりと、自ら冷えを呼び込んでいるかのように見受けられる人も決して少なくありません。

生理痛で悩んでいるのであれば、まずは身体を冷やさないことです。「体質だから仕方ない」と、身体を温める対策は何もとらないまま、薬に安易に頼っていては、却《かえ》って冷え性に拍車をかけることになります。

使い捨てカイロを用意したり、羽織るものを携帯したり、靴下をはいたり、湯船にゆっくり浸かったり、身体を温める食べ物を意識的にとったり、毎日軽い運動をするなど、工夫はいくらでもできるはずです。

＊身体のあちこちが痛くて湿布《しっぷ》が手放せません

肩こりや腰痛に悩む人の中には、痛みを軽減するために湿布を貼るのが習慣になっているという人がいます。湿布は患部に直接貼るため、ダイレクトに効果を発揮しているように感じられます。そのせいか、身体のどこかに痛みを感じると、枚数などおかまいなしに、あちこちにぺたぺたと貼っている人もいるようです。

湿布は外用薬です。口から飲む内服薬とは使い方が違います。でも外用薬だからといって、薬自体の作用が貼った部位だけに留まるということはありません。経皮《けいひ》吸収といって、私たちは皮膚からも物質を吸収するのです。

湿布の中に入っている成分は、解熱鎮痛剤、消炎鎮痛剤といわれるもの。これらの成分もまた経皮吸収されることによって、患部に作用しているわけです。そして、体内に吸収された成分というのは、血液に溶け込み、血流にのって全身を巡るのです。外用薬だからと用法・用量に頓着せず大量に使用すると、内服薬を飲んだのと同じ作用を身体に及ぼすことになるのです。

解熱鎮痛剤、消炎鎮痛剤は胃を荒らすため、胃には問題がないのに、胃薬が一緒に処方されることがあります。湿布と一緒に胃薬が処方されるケースはあまりありませんが、湿布を貼りすぎたことによって胃を痛めている人はよくいます。

湿布によって、肩こりや腰痛を一時的に緩和することはできます。でも、外傷によるものでない限り、湿布では肩の痛みや腰の痛みを根治することはできないのです。

肩こりも腰痛も、多くの場合、姿勢や歩き方といった生活習慣が原因となっているといわれます。生活習慣が原因であれば、湿布に頼るのではなく、どうすべきかはもうおわかりですよね。

余談ですが、白衣を着ていた頃、お年寄りの患者さんに湿布を渡すと「これをね、孫が来たときにあげると喜ぶんだよね」とうれしそうにお話をされる方がかなりの割合でおられました。サッカーや野球をやっているお孫さんにあげているのでしょうけれど、それは薬事法で禁止されています。本来、処方薬は処方された人以外は使用することはできないのです。

外用薬ということでついついガードが甘くなるのかもしれませんが、湿布も「薬」であることに変わりはありません。どんな副作用が起こるかわからないので、ご自分に処方された薬を自分以外の人に渡すことは決してしないでくださいね。

＊風邪のひきはじめには？

肌寒くなってくると、各製薬会社が風邪薬のＣＭを競って流します。きれいな女性タレントが出てくる、明るく、さわやかなＣＭを見ていると、さもその薬を飲むと風邪がすっきり治りそうな気がしてしまいます。

でも、これまでに何度も申し上げてきた通り、風邪薬では風邪を治すことはできません。薬によって症状を抑えている間に、私たち自身が、自分の自然治癒力によって治しているだけの話です。

風邪をひいたなと感じたときに私たちがすべきことは、ＣＭのキャッチコピーに惑わされて早めに薬を飲むことではありません。身体を冷やさないようにして、早めに家に帰り、早めに寝て、睡眠を十分にとることです。

薬を飲んで症状に蓋をして、いつも通りに活動していたら、風邪はいつまでも治りません。症状が出ているのは自然治癒力が闘っている証拠。抑え込むことばかり考えず、発想を転換させて、自然治癒力の闘いぶりを見守り応援するという心の余裕も持ちたいものですね。

＊便秘がつらいです

冷え性と並んで「女性の身体の悩み」の筆頭に挙げられるのが便秘です。便を出すのが困難になっている状態、つまり腸に便が留まっている状態を便秘といいますが、出るべきものが出ないのはなんとも気持ち悪いですよね。

「便秘なのに何もしないなんて大問題」というＣＭがありましたが、まさに便秘を放っておくのは大問題なのです。

なぜなら、腸は私たちの免疫を作ってくれる場所だからです。長く留まるべきではないものがいつまでも留まっていては、免疫作りの障害となって、結果的に免疫力を低下させてしまうのです。さらに、便をずっと腸に溜めておくと、大腸がんのリスクが高まるともいわれています。

その通り、まさに「便秘なのに何もしないなんて大問題」なのです。

でも、あのCMはあくまで便秘薬をアピールするためのものです。便秘の人が、「私も便秘だけど、それって大問題なんだ」と気づいてくれることはいいのですが、だからといって「一刻も早く薬局に駆けつけて、便秘薬を買おう」ではないのです。

便秘薬は強制的に大腸の蠕動《ぜんどう》運動をさせるものであり、一時的に使用するなら効果はありますが、長期間使用を続けると効かなくなってしまうのです。頭痛薬と一緒ですね。

身体というのは案外怠け者な部分があって、便秘薬で便を出すという習慣をつけてしまうと「薬がやってくれるから、私は動かなくてもいい」「薬さん、私の代わりに頑張ってね」となってしまうのです。

便秘薬を飲めば飲むほど大腸の動きが低下していき、最悪の場合は、蠕動運動が止まってしまい、自力では排便ができなくなって腸閉塞を引き起してしまうこともあります。

「便秘なのに何もしないのは大問題」ですが、「便秘だから便秘薬を飲むのもまた大問題」なのです。

では、私たちはどうすればいいのでしょう?

便秘になってしまったら、食物繊維の多い食べ物を多くとるとか、腸を刺激するエクササイズ（148ページ参照）をするというように、便秘を解消する生活習慣を心がければいいのです。

　便秘薬を「飲んだら出る」のは当たり前。でもそれは対処的なことなので、「飲まなきゃ出ない」身体から、「飲まなくても出る」身体に立て直していくことが、回り道のようで一番の解決策なのです。

　また、便秘薬を飲んでいる人の中には、「1日に1回出さなければ」と神経質になっている人もいるようですが、感受性が人それぞれであるように、身体の働きも人それぞれなのです。世界中の人がすべて1日に1回排便しているわけでもなければ、排便しなければいけないわけでもありません。

「1日に1回では便秘で、本来は食事の度に排便があるもの」と言っている人もいます。体によっては、2日に1度のペースがちょうどいい体もあるでしょうし、3日に1度がちょうどいいという身体もあるでしょう。

　自分の身体を統計の平均に無理矢理合わせるのではなく、自分の身体のリズムを感じ、自分の身体の声に耳を傾けることで、自分の身体にとって一番いい状態を作っていくことが大切だと思います。

＊下痢症で困っています

腸に便が留まってなかなか出てこない便秘に対し、ゆるい便や液状の便が出るのが下痢です。

下痢でお腹が突然痛くなったり、トイレに何度も駆け込まざるをえない状態になったりすると、出かけること自体が心配の種になってしまいますよね。出先でトイレに困らないように、会社で何度も席を立たなくて済むようにと、つい下痢止めを服用してしまいがちです。

けれど、下痢になっているのは、体内に入ったウイルスや細菌、それらが出す毒素を身体の外へ追い出すためです。

下痢を止めてしまっては、トイレに通う必要はなくなる一方で、ウイルスや細菌を体内に留め、ウイルスや細菌の増殖を促してしまいかねません。

つらい症状はなるべく抑えたいと思うのが人情ですが、身体のメカニズムを考え、その症状を我慢してやり過ごすことも時には必要なのです。

また、下痢にしろ便秘にしろ、腸に絡んで起こる症状は、自律神経のバランスが関係しているケースが大いにあります。

自律神経には交感神経と副交感神経の二つがあります。心臓や肝臓など身体の中の多くの器官は交感神経が優位なときに動きが活発になります。ところが、胃と腸だけは例外で、副交感神経に支配されているのです。

下痢も便秘も、言ってみれば胃腸の不調によって引き起される症状です。副交感神経を優位にして、胃腸の状態を整え、正常にしていけば、下痢にも便秘にもなりにくくなるのです。

副交感神経はリラックスしたときに高まります。

適度に休息を取ったり、ゆっくり湯船に浸かったり、好きな音楽を聴いたり、よく笑ったりするなどして、普段から副交感神経が優位になる時間を作るようにすることもまた、便秘や下痢の改善策になるのです。

＊発熱したら？

前章でもお話しした通り、発熱は、身体が病気から身を守ろうとして闘っている状態です。平熱では対処できないため、熱を上げて、免疫の働きを高めようとしているのです。

小さな子どもが高熱を出すと、親御さんはすぐにでも病院に駆けつけたい気持ちになりますが、熱があっても子どもが元気にしているのであれば、その状態を是非見守ってあげてほしいと思います。

　繰り返しになりますが、解熱剤をもらい、熱を下げたところで、発熱の根本的な原因は治せません。熱を下げるということは、免疫力の頑張りに水をさすようなものなのです。

　高熱のためにぐったりしているようなら、解熱剤を飲ませて身体の消耗を防ぐ必要があるかもしれませんが、そうでなければ安易に解熱剤は使わないほうがいいと思います。

　そもそも、多くの場合、体力のある人のほうが熱は出るのです。闘う力があればこそ、熱を出すことができるのですから。

「熱は怖いもの、いけないもの」と思うと、熱のある状態が苦痛に満ちた耐え難いものになります。

　でも、「熱が出るのは身体の正常な働き」「熱が出るのは闘う力があるから」と思えば、また違った心持ちになれるのではないでしょうか。

　身体の中で起きていることに対し正しい知識を持ち、冷静に見つめることも、健康を保つ上で欠かせないことだと思います。

＊肌荒れ、ニキビが気になります

お肌のトラブルは、症状が目に見えるだけに気になるもの。特に、顔にできたニキビや肌荒れは、洋服で隠すこともできないので、一刻も早く何とかしたいと思いますよね。

外部からの刺激がなく肌荒れやニキビになった場合、その原因は生活習慣にあるといえます。洗顔の仕方に問題があるのかもしれないし、食事のバランスが偏っているのかもしれないし、睡眠不足なのかもしれないし、便秘の影響かもしれないし、ストレスかもしれません。

さまざまな原因が考えられますが、原因がどうであれ、抗生剤の入った軟膏《なんこう》やステロイド剤の入った軟膏を塗って一時的に炎症を抑えたところで、肌荒れやニキビの原因はなくなりません。

原因が解消されなければ、肌荒れやニキビは繰り返されます。また、ステロイド剤や抗生剤が入った軟膏は、使えば使うほど効かなくなっていき、手放すことができなくなってエンドレスな関係になりかねません。

肌荒れやニキビは、目で確認することができる身体のサインです。

治療の第一歩は、どうしてそれが出てきたのか自分の生活を振り返ること。表面に出てきた症状に単に蓋をしているだけでは、決して治りません。

見た目を気にして思い煩《わずら》うだけでなく、「最近肌が荒れているから、今日は早く帰って新鮮な野菜を食べてストレッチをして早めに寝よう」と、自分の身体の声に耳を傾け、生活習慣を見直すきっかけにしてほしいと思います。

＊胃がもたれます

胃がもたれて気持ち悪そうにしている人が、薬を飲んだら元気になって、仲間と飲みに行ったり、ごちそうを食べたりするＣＭがあります。

薬の効き目を表現したいのでしょうけれど、果たして、私たちは胃腸薬を飲んでまで無理矢理飲んだり食べたりする必要があるのでしょうか？

胃がもたれているのは、「胃に負担のかかるものを食べないで」という身体のサインです。胃は休みたいからもたれているのです。休みたいと言っている胃に、むち打つかのごとく薬を投入し、無理矢理働かせるのは何とも酷な話です。

胃がもたれているときは、是非もたれていてください。胃腸薬を飲んで、身体が欲してもいないものを飲んだり食べたりしたら、弱っている胃にさらなる負担を強いることになります。

胃はすでに悲鳴をあげているのです。体の発しているSOSを無視して、お酒を飲んだり、トンカツや唐揚げなど消化の悪いものを食べたりしたら、症状がさらに進んでしまいます。単なる胃もたれから、胃炎や胃潰瘍へと症状を悪化させてしまう可能性もあります。

胃がもたれてしまったときは、七転八倒するような痛みを伴う場合は別として、どうぞそのまま、もたれていてほしいと思います。もたれたところで止めておけば、結果的に胃腸の症状を悪化させずに済むのですから。

＊切り傷、やけどにはどんな処置をしたらいいですか？

一昔前は、切り傷には赤チンやヨーチンをつけるのが定番でした。その後、赤チンやヨーチンの成分には水銀やヨードが含まれているということで、それらはよろしくないとなり、無色の消毒液が出てきました。

傷の程度によっては、消毒液で消毒した上に絆創膏《ばんそうこう》などを貼って、傷口をカバーするというのが、一般的な処置でした。でも、これも過去の話です。

さて、今はいったいどんな処置が行われているのでしょうか？

今は傷口を水で十分洗い流した上で、傷口にラップをかけるのが常識となっています。なぜ水なのかといえば、消毒液をかけてしまうと、外から入ったばい菌と一緒に、自分の身体が自然治癒力として出しているリンパ球や白血球といったものまで殺してしまうからです。傷を治そうとしているものを取り払ってしまっては、明らかに治りが悪くなります。

また、なぜラップなのかといえば、傷口を乾かさないためです。身体は傷口に自ら液体成分を出して傷を治療しようとするのですが、絆創膏はその大事な液体成分を吸収して、傷口を乾燥させてしまうのです。

さらに絆創膏は、それ自体をはがすときに、患部にできたかさぶたを一緒にはがしてしまいます。かさぶたは、傷が治っていく過程でできるものであり、止血をし、ばい菌の侵入を防ぎ、傷を防いでくれているのです。さらにかさぶたは本来傷の治癒に伴い自然とはがれるもの。不自然な形ではがしてしまっては、傷の治りを遅れさせることになるのです。

切り傷、軽いやけどに関しては、水洗い、ラップがけで傷口はなるべく乾燥させず、免疫力となる液体成分で湿らせておくというシンプルな処置方法、つまり自然治癒力を活かすという方法が、常識になりつつあります。

＊抗がん剤は増がん剤

がんは最も恐れられている病気のひとつです。2人に1人の割合でがんになるといわれている現代、がんは決して他人事ではありません。

ところで、がんの治療には、手術、化学療法、放射線療法の3種類があり、俗に3大療法と呼ばれています。化学療法というのは薬物を使う治療法で、主に抗がん剤によってがん細胞を死滅させたり、がん細胞の増殖を抑えようというものです。

がんは細胞分裂が活発といわれていますが、活動盛んながんを死滅させてしまうほどの威力を持った抗がん剤とはいったいどういうものなのでしょう?

抗がん剤にはいろいろな種類がありますが、どの抗がん剤にも共通していえるのは免疫を抑制する強い作用があるということです。

まだがん告知が一般的でなかった頃、私はがんの患者さんに抗がん剤をお渡しするとき、本人にがんと知られないようにするために「免疫を抑制するお薬です」と苦し紛れの説明をしていました。

免疫力が脚光を浴び、免疫力が高いほうがいいという意識を多くの人が共有している今の世の中では、とても使えない説明です。もしも、そんな説明をしようものなら「病気と闘うのが免疫力のはずなのに、その免疫の働きを抑制してしまうとはどういうことだ」と怒られてしまいそうですよね。

でも、患者さんにどういう説明をするにしても、抗がん剤の実態は、今も昔も変わることなく免疫抑制剤なのです。

副作用として髪の毛が抜けるのも、吐き気がするのも、身体がだるくなるのも、免疫が抑制されているからであり、抗がん剤治療中の患者さんが肺炎や多臓器不全で亡くなるのも、免疫を抑えてしまった結果なのです。

ここ数年、抗がん剤の是非を問うような本が何冊も出版されていますから、抗がん剤に対して懐疑的になっている方も多いと思いますが、がん細胞にだけ作用する抗がん剤が開発されない限り、私も抗がん剤を使うべきではないと思います。

がんの3大療法と言われると、あたかもそれしか治療法がないかのように錯覚してしまいますが、決してそんなことはありません。

なぜなら、ほとんどのがんは感染して発症したものではなく、自分の身体の中で作り出したものだからです。言うまでもありませんが、がんもまた生活習慣病なのです。

私たちの身体の中で、がん細胞は毎日何千何万個も作られているといわれています。にもかかわらず、がんを発症しないでいられるのは、免疫力をつかさどるリンパ球ががん細胞を全部退治してくれるからなのです。

であれば、3大療法に身を委《ゆだ》ねなくても、生活習慣を劇的に改めれば身体もまた変化していくのではないでしょうか。実際、末期がんで、もはや何の手だてもないと病院から見放されてしまった人が、その後、がんを克服したという話を私たちはいくつも耳にしますよね。

西洋医学一辺倒の人たちは「まさかそんなはずはない」「そんなバカな」と言いますが、がんを自力で治した人は、この世の中に実際に何人もいるのです。

一方、たとえ3大療法によってがんを治したとしても、以前と同じ生活習慣を送っていたら、身体のどこかに必ずまたがんはできます。それは、火を見るより明らかで、がんになる生活を改めない限り、がんの原因が消えることはありません。

確かに医療は日進月歩で進化しています。抗がん剤の研究が進み、近い将来、がんの特効薬が開発されるかもしれません。でもどんなに優れた抗がん剤が登場したところで、がん患者は減らないと思います。

生活習慣病であるがんは、生活習慣を改めない限り、発症する可能性を減らすことはできないのです。

■漢方薬は身体にやさしい?

薬効を持つ自然界の物質を生薬《しょうやく》といい、その生薬を特定の割合で複数混ぜ合わせたものを漢方薬といいます。

即効性が高い西洋薬に比べ、漢方薬は効き目がゆるやかで身体にやさしいといわれています。私が「薬は安易に飲まないでください」とお話しすると「そうですよね、だから私は漢方薬を飲んでいるんです」と言われる方も多くいます。

しかし、西洋薬にしろ漢方薬にしろ「薬」と呼ばれていることには変わりはありません。もしも、何らかの事情があり、西洋薬か漢方薬のどちらかを飲まなければいけないのだとしたら、私は漢方薬を選ぶでしょう。なぜなら、西洋薬が石油由来の合成品であるのに対し、漢方薬は天然成分からなる生薬だからです。

けれど、残念ながら生薬だからといって、副作用が全くないわけではありません。一般的な食べ物でも体質に合わなければアレルギー反応が起こるくらいですから、ゆるやかに効くとはいえ漢方薬にも身体に合う、合わないは当然あります。

つまり漢方薬にも副作用は存在するのです。

たとえば、肝臓の働きをよくするといわれる小柴胡湯《しょうさいことう》。これは、肝炎や胃炎、風邪や喘《ぜん》息《そく》などに使われる漢方薬ですが、吐き気や食欲不振、血圧上昇、むくみなどの他、間質性肺炎という重篤《じゅうとく》な副作用を引き起す場合があるのです。

美空ひばりさんはこの間質性肺炎が原因で亡くなられたので、ご存知の方もいらっしゃると思いますが、この病気は肺が硬くなっていき、やがて呼吸ができなくなるという病気で、治療が困難といわれています。

極端な事例ではありますが、漢方薬といえども薬です。薬として使うからには、副作用がなく全く安全というわけでは決してないのです。

また、西洋薬の代わりとして「漢方薬に身体を治してもらおう」と薬頼みの姿勢のまま漢方薬を使うのであれば、その病気は決して治ることはありません。

なぜなら、生活習慣病を治す薬は、洋の東西を問わず、この世には存在しないからです。

■サプリメントの選び方

栄養のバランスを整えるためにサプリメントを飲む人が増えています。偏った食事はよくない。栄養のバランスをとることが大事。こうした考えを持つこと自体はとてもいいことだと思います。

しかし、サプリメントはあくまで栄養補助食品であり、身体が必要とする栄養は、食事からとることが基本です。自分がきらいな野菜を食べる代わりにサプリメントを飲み、不足している栄養素をとろうというのは基本的に間違っています。

何かの欠乏症と言われ、偏った食事を改め、食事に気を遣っていてもどうしてもその栄養素が不足しているのであれば、一時的にサプリメントで補う必要はあるかもしれません。でもサプリメントもそのほとんどが合成品です。薬と同じように、それを補ったことでプラスになる部分がある反面、悪いこともどこかで起きているのです。

健康志向の人の中には、農薬や化学肥料を使って栽培された野菜を食べるのは身体によくないからと、天然成分由来のサプリメントで栄養を補っている方がいます。農薬にまみれた野菜よりも、無農薬で栽培された植物から作られたサプリメントのほうが、安全で安心というわけです。

そうした主張も理解できないわけではありません。けれど、農薬を使って栽培された野菜と無農薬で栽培された原料をもとに作られたサプリメントを目の前に置かれ、どちらかを毎日食べてくださいと言われたら、私は農薬を使って栽培された野菜を選びます。

農薬まみれの野菜は、身体にはよくないものも含まれているかもしれません。けれど、どういう状態であれ、それは大地に根を張り天に向かって芽を出して生長し、生き抜いたからこそ、野菜として存在しているのです。少なくとも、私はその野菜に生命力を感じます。

一方、サプリメントには生命力が感じられません。原料はすばらしい環境で栽培されていても、それが加工されカプセルになった時点で、原料が本来持っていたエネルギーは失われてしまうように思うのです。

生物である人間には、生命力を持った食べ物こそが栄養になると私は思います。

ですから、農薬だらけの野菜や添加物だらけの食品を「そんなものよく食べられるわね」と言う人が、ピルケースからいくつものサプリメントを出して飲む姿は、私の目にはとても奇異に映るのです。

朝食をサプリメントで済ませる人もいるようですが、それでは噛むという行為がなくなりますし、唾液《だえき》だって出なければ、胃液だって出る必要がなくなります。

身体というのは、全体で調和をとり全体で機能しているのです。歯で噛み、唾液を分泌し、胃液で消化し、腸で吸収することによって、それが血となり肉となって、私たちの身体を作り、健康を守っていくのです。

身体の自然な機能を日常的に使っている身体と使っていない身体。どちらが元気な感じがしますか？

私は、無害なものを不自然な形で取り込むことよりも、生命力のあるものを自分の身体を正しく機能させることによって取り込むことを選びます。もちろん、無農薬・有機栽培の野菜を食べるほうが、安全で安心ですが、たとえ農薬がかかっていても、免疫力でそれらを跳ね返す。そんなエネルギーを自ら持ちたいと思います。

栄養は基本的に日々の食事からとるべきですが、万一サプリメントをどうしても飲まなければならないという状態に置かれたら、石油から作られた合成品のサプリメントではなく、安全な原料から作られた天然由来のサプリメントを選んでいただきたいと思います。

サプリメントの安全性の目安は値段になると思いますが、錠剤を見ただけでは使われている原料は判断できません。ありもしない薬効を言葉巧みに説き、プラセボ効果を巧妙に使う悪徳業者もいるので、必要に迫られてサプリメントを買う場合は、くれぐれも慎重に選んでくださいね。

■薬との正しいつきあい方

ここまで主に薬を飲むことのデメリットについてお話ししてきましたが、私は全面的に薬はいけないと言うつもりはありませんし、薬は絶対に使うなと言っているわけでもありません。

薬には急性の症状を抑えるというすばらしいメリットがあり、私自身十分それを理解しています。

たとえば、交通事故で怪我をし、血が出ている人に対しては、止血剤や抗生剤を使って、命を救うべきだと思います。生活習慣病といえども、血圧が200ある人に対しては、まず血圧を下げるお薬を飲んでくださいと言います。「食事を改善しましょう」「運動をしましょう」と言うのはその後のことです。

私が危惧《きぐ》しているのは、薬のメリットだけがクローズアップされていて、多くの人が安易に薬に頼り、薬で健康を守れると錯覚していることです。

本当にそんな薬があればいいのですが、人の身体というのはそれほど単純なものではありません。主体になっている私たちが、意識的に自分の身体を守ろう、大切にしようと思わない限り、本当の健康を手に入れることはできません。

薬は、火事になったときに呼ぶ消防車のようなもの。緊急のときに使うものであり、日常的に使うものではないのです。

火事にならないよう日頃から火の元に気をつけるのと同じように、私たちは、薬をなるべく必要としない身体になるよう、日頃からもっと自分の身体に気遣い、食事に気をつけ、適切な運動をするべきだと思います。

そして、薬を使わなければならない場面では、自己判断で服用せず、用法・用量を必ず守っていただきたいと思います。

自分が服用するのが、どんな薬であり、どんな副作用があるのかを知っておくことも大切です。処方せんに対し、疑問を感じたら、遠慮せず質問をしましょう。処方したお医者さんは嫌な顔をするかもしれませんが、服用するのはお医者さんではなく、自分自身なのですから。

自分の身は、誰も守ってくれません。命が続く限り、私たちは自分の身は、自分で守らなければならないのです。処方された薬を言われるがまま服用するのではなく、何のために、どういう作用のある薬を飲むのかをきちんと自覚することは、意識的な治療の第一歩ともいえるでしょう。

医者頼み、薬頼みから脱却し、自分の健康は自分で作るという意識が広まり浸透していけば、病気を患う人の数が減り、笑顔の数が増えていくのではないでしょうか。

5章

薬なしでいるための健康な体を育む

■体温を上げる

薬をなるべく飲まないようにするには、病気にならないことが一番です。

火事にならないよう日頃から火の用心をするように、日頃から病気になりにくい身体、病気になっても自力で治せる身体を作っていけば、薬に頼る回数は激減するはずです。

病気は自分で治すもの、身体は自分にとって替えのきかない大切なもの、という意識をしっかり持ち、日常生活の中で「健康な身体」を育んでいくことが重要になります。

本章では、年齢を問わず、誰もが簡単に日常生活に取り入れることのできる健康増進法をご紹介していきます。

低体温は「万病のもと」と言われるように、体温と健康は密接に関わっています。たとえば、体温が1度下がると、免疫力は37％低下し、基礎代謝が12％低下し、体内酵素《こうそ》の働きが50％低下するといわれています。

免疫力は、3章でお話しした通り、体内に入ったウイルスや細菌、異物などから身体を守る力のことです。免疫力が低下すると、多くの病気にかかりやすくなり、かかった病気が治りにくくなります。

代謝というのは、身体が外から取り入れた食べ物を体内で化学変化させる活動のことです。エネルギーを生み出すのも代謝であり、体内酵素やホルモン、細胞を作り出すのも代謝。代謝が低下すると、体重が増えやすい、つまり太りやすくなるのです。

ちなみに「代謝」を英語で言い換えると「メタボリズム」になります。メタボの通称でおなじみのメタボリックシンドロームは、代謝の異常によって起こるアンバランスな状態を指す言葉なのです。

体内酵素というのは、食べ物の消化・吸収を促し、ホルモンの分泌や新陳代謝などを円滑にする働きを持つ物質です。体内酵素が少なくなると、食べ物が消化されにくくなり、エネルギーも作られにくくなります。

また、がん細胞は温度の低い環境で活発に増殖するため、低体温はがんの温床にもなります。最近の研究で、がん細胞は特に35度を最も好み、39・3度で死滅することが明らかになりました。

私たちは、熱が上がると大騒ぎをしますが、体温が低いこともまた由々《ゆゆ》しき問題なのです。

健康的な人の平熱は36・5度から37・1度といわれていますが、最近は女性だけでなく、男性にも、そして血気盛んであるはずの子どもにまで、低体温が広がっています。

衣類も豊富にあり、食べ物も豊富にあり、暖房設備も整っている現代で、なぜ低体温の人が増えているのでしょう?

その原因の一つに筋肉量の低下が挙げられています。

筋肉は、身体の中で熱を生産する工場のようなもの。工場の数が減ることで自動的に熱の生産量も落ち込み、身体に十分な熱を供給できないというわけです。

ちなみに日本人の平均体温は、50年前と比べて0・7度ほど下がっているそうです。その理由は言うまでもなく、ライフスタイルが変化し、日常的な運動量が少なくなったことにあります。

どこに行くにも乗り物を利用し、家事をするにも家電にお任せの現代人。文明の発達のおかげで便利になった分、私たちは自分の身体を動かす機会を減少させ、自らの体温を低下させてしまったのです。

体温は生まれつきのもので自分ではコントロールできないと思われがちですが、そんなことはありません。衣類をまとって身体を冷やさないようにすることはもちろん、身体を温める食べ物を食べ、熱の生産工場である筋肉を増やしていけば、体温を上げることは可能です。

食べ物と筋肉を作るための運動は、健康を育むための両輪です。どちらも欠かせないことではありますが、食べ物に関する話はまた別の機会に譲るとして、ここでは運動のお話をしていくことにしましょう。

■アウターマッスルとインナーマッスル

筋トレ、筋肉痛、筋肉モリモリなど、私たちは一口に筋肉と言いますが、筋肉には二つの種類があります。

一つは、身体の外側を覆っているアウターマッスル。大胸筋《だいきょうきん》、広背筋《こうはい》、大腿四頭筋《だいたいしとう》、ハムストリングスなどのように、大きな力を発揮する筋肉群です。アウターマッスルは瞬発力に関わっており、色が白いことから白筋《はっきん》とも呼ばれます。

もう一つは、身体の内部についているインナーマッスル。背骨から股関節にかけて広がる腸腰筋《ちょうよう》、肩関節周辺を囲む回旋筋《かいせん》、身体を包んでいる腹横筋《ふくおう》などのように、骨格を安定させる役割を持つ筋肉群です。インナーマッスルは、持久力に関わる筋肉で、赤い色から赤筋《せっきん》とも呼ばれます。

たとえばヒラメは、海底にじっとしていて、獲物を捕るときだけ素早く動きます。瞬発力が必要なので白筋が発達し、白身の魚と呼ばれているのです。逆に赤身の魚と呼ばれるマグロやカツオは回遊魚でコンスタントに泳いでいなければいけないため、持久力に関わる赤筋が発達しているのです。

人でいうなら、マッチョな重量挙げの選手や短距離走者は白筋がたくさんついていて、マラソン選手は赤筋をたくさん持っているというわけです。短距離も長距離もどちらも速く走れる人がいないのは、使う筋肉が異なるからなのです。

アウターマッスルとインナーマッスル。この二つは、ついている場所、色、役割の他、性質、トレーニング方法、トレーニング効果の持続期間なども異なります。

アウターマッスルは、太く重いため、鍛えると体重が増え、身体に負担がかかります。25歳を境に衰えていき、さらに筋肉量に限りがあるため無理にトレーニングをすると、筋肉や関節に負担をかけ、ケガをするおそれがあります。

また、アウターマッスルを鍛えるには、ウエイトトレーニングやマシントレーニングなどが有効で、トレーニングを始めてから比較的短期間でその効果を実感することができます。ただし、トレーニングの効果は長持ちせず、トレーニングをやめてしまうと、ついた筋肉はすぐに落ちてしまいます。

一方インナーマッスルは、細くしなやかなので、鍛えても体重は増えることなく、身体に負担をかけることもありません。何歳になっても衰えることはなく、鍛えれば鍛えるほど無限に筋肉の質を高めることができます。

また、インナーマッスルは大掛かりな装置は使わなくても鍛えることができ、高齢者でも安全にトレーニングすることができます。ただし、増やすには多少時間がかかりますし、目に見えない場所にあるだけに、トレーニングの効果を実感しづらいという側面があります。

しかし、つきにくい代わりに、一度つくと落ちにくいというのが、インナーマッスルのいいところ。つきやすく落ちやすいアウターマッスルが普通預金だとしたら、インナーマッスルは積立預金です。普通預金はコンビニでもおろせてしまうから、あっと言う間になくなってしまいますが、積立預金は簡単におろすことができません。少しずつでも積み立てていけば、確実に自分の財産となるのです。

さらに、インナーマッスルは直接内臓を刺激するため、内臓脂肪を燃焼させる効果が高く、脂肪がつきにくく、痩《や》せやすい体になります。

「筋肉」「トレーニング」と聞くと、私たちは目に見えるアウターマッスルを思い浮かべがちですが、体温を上げ、免疫力を高め、代謝をよくするには目にすることもできず、触ることもできないインナーマッスルを鍛えることが効果的なのです。

■インナーマッスルを鍛える効果的な方法は?

では、インナーマッスルを鍛えるにはどうすればいいのでしょう?

前述したように、アウターマッスルが白筋であるのに対し、インナーマッスルは赤筋。実は、この赤い色の正体はミトコンドリアなのです。

ミトコンドリアは細胞のエネルギー代謝の中心を担う細胞内の小器官で、鉄を含むため赤みがかった色をしています。インナーマッスル以外にも脳や神経、肝臓などミトコンドリアが多い部位は、赤い色をしています。

ミトコンドリアはエネルギーを生み出す際に多くの酸素を使います。それゆえ、インナーマッスルを鍛えるには、十分な呼吸を確保しながらできる有酸素運動が有効となるのです。

有酸素運動には、ウォーキング、ジョギング、水泳、サイクリング、ヨガなどが挙げられますが、私がお勧めするのはウォーキングです。

なぜウォーキングなのかというと、ウォーキングは場所を選ばず、道具も必要なく、誰もが今すぐにでも始めることができるからです。

ジョギングは準備運動が必要ですし、シューズも専用のものを履かないと足を痛める原因になります。しかも、ウォーキングに比べ、ジョギングは身体により負荷がかかるため、活性酸素をより多く発生させます。

若いときは活性酸素が多くできても、それらを分解する酵素もふんだんにあるので問題はありませんが、年齢を重ねるにつれ酵素の働きは落ちてきます。分解されない活性酸素が溜まると、老化を進めることになるのです。

水泳にしても、水着の準備をし、プールに行き、着替えなければ始めることができませんし、サイクリングも自転車がなければ始めることはできません。

その点、ウォーキングの場合は特別な用意はいりません。通勤の道すがら、買い物の道々、気軽に取り入れることができます。いえ、ほとんどの人にとって、歩くことは特別ではなく普段からしていることですから、取り入れるという言葉すら大げさかもしれません。

何の気なしに歩く日常の時間が、意識を変えることによって、インナーマッスルを鍛える時間に置き換えることができるのですから、これほどお手軽なトレーニングはありません。

ただし、今までと同じようにただ歩いているのでは、インナーマッスルを鍛えることはできません。

たとえば、膝に負担をかけるような歩き方をしている人が、いつもと同じ歩き方でウォーキングと称してたくさん歩いたとしても、膝を痛めてしまうことになり、よいことは何もありません。

これまでの単なる「歩き」を、インナーマッスルを鍛える「ウォーキング」に変えるよう、まずは姿勢を正すことから始めましょう。

■イメージで身体を楽しく動かす「ベジタサイズ」

「正しい姿勢で立ってみてください」と言うと、みなさん足をそろえて立ち、背筋を伸ばして胸を張ります。

足をそろえるのも、背筋を伸ばすのも、胸を張るのも、決して間違いではありません。

でも、そうやって立っている人を、横からちょっと強く「トン」と押すと、大抵の場合、反対側によろめきます。ちょっと力を入れて押したりすると、1mくらい飛んでしまう人もいるほどです。

もしも正しい体勢をとっているのであれば、身体は安定していて、ちょっとやそっとの力で押されたくらいで、体勢を崩すことはないはずです。

逆に言えば、ちょっとした力が加わっただけで体勢を崩されてしまう姿勢は、「正しい」とは言えないということです。

背筋を伸ばして胸を張っているのに、どこが悪いの？　と思うかもしれませんが、背筋を伸ばして胸を張っているだけでは意識が上半身にばかり向いていて、下半身はなおざりになっていますよね。

身体を1本の樹木にたとえるなら、上半身は地面から出た幹であり、下半身は地中に這《は》う根っこ。根をしっかり張っていない木が風などの外力に弱いように、下半身に力が入っていない身体は、いくら背筋を伸ばしたところで、安定が悪く外力に弱いのです。

地中に根を張った木のごとく正しい姿勢をとるには、次のエクササイズが効果的です。

土から生え出る双葉をイメージした「芽生えエクサ」とスクスク育つ竹の子をイメージした「竹の子エクサ」です。

＊芽生えエクサ　（130～131ページ参照）

①足をそろえて、まっすぐ立ちます。

②手を軽く胸の前で合わせて、そのまま腰をまっすぐおろし、中腰になります。胸の前で合わせた手は、幸せの種を表しています。中腰は、種が土の中に撒かれた状態です。

③エネルギーをためた種が、これから芽生えます。膝を少しずつ伸ばし、腕を上に向かって上げて、胸の前の種をできるだけ高い位置に持っていきます。

④これ以上伸びないというところまで、腕を上に伸ばしたところで、お尻をキュッと締めて、双葉が葉を広げるように腕を45度に開きます。①～④の動きを3回繰り返します。

＊竹の子エクサ　（131～133ページ参照）

①「芽生えエクサ」をした後、生長した竹の子をイメージし足をそろえてまっすぐ立ち、腕を伸ばして頭の上で手のひらを合わせて、ゆっくり息を吸います。

②息を吐きながら、身体を真横に傾け、わきを伸ばします。

③身体を起こし、息を吸いながら上へ上へと身体全体を伸ばします。

④②と反対側に息を吐きながら身体を真横に傾け、わきを伸ばします。

⑤ 身体を起こし息を吸いながら、さらに上へ向かって身体を伸ばします。①〜⑤の動きを3回繰り返します。

芽生えエクササと竹の子エクササをやった後、再び正しい姿勢を意識して立ってみると、不思議なことに横から押されてもぐらぐらしなくなります。

さらにこれらのエクササをした後は、心持ちいつもより視線が高くなっていることを実感できるはずです。女性の場合は、視線が高くなるだけでなく、同時にバストアップしていることにも気づかれるでしょう。

これが、本来の正しい姿勢なのです。

ちなみにエクササイズに「芽生え」とか「竹の子」といった名前をつけたのは、イメージを膨らませて、楽しく身体を動かすためです。

ただ上に伸ばそうと思って伸ばすよりも、双葉が芽生える様子をイメージしたり、竹の子が天に向かって勢いよく伸びる様子をイメージしたほうが、身体が自然に無理なく動くからです。

また、私は「薬を使わない薬剤師」であると同時に栄養学博士としても活動をしている

【芽ばえエクサ】

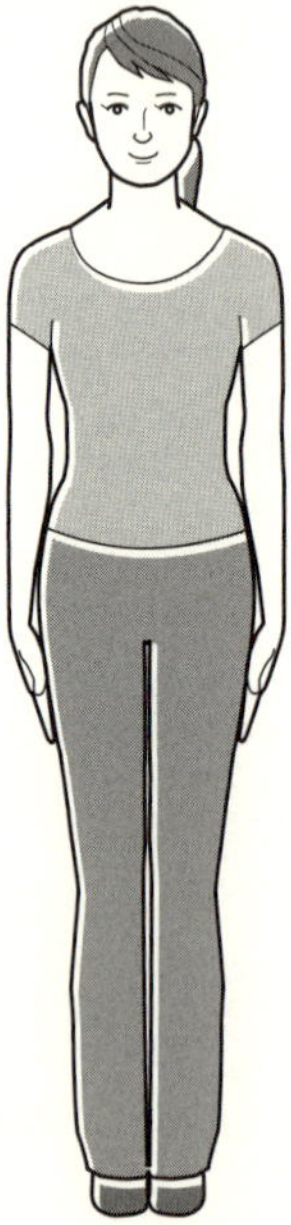

① 足をそろえてまっすぐ立つ。

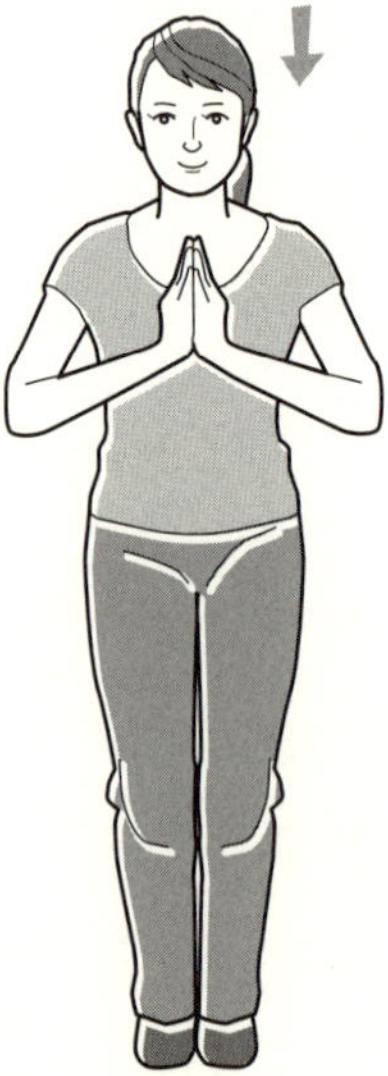

②「小さな種」を持つイメージで手を軽く胸の前で合わせる。
腰をまっすぐおろしていき、中腰になる。

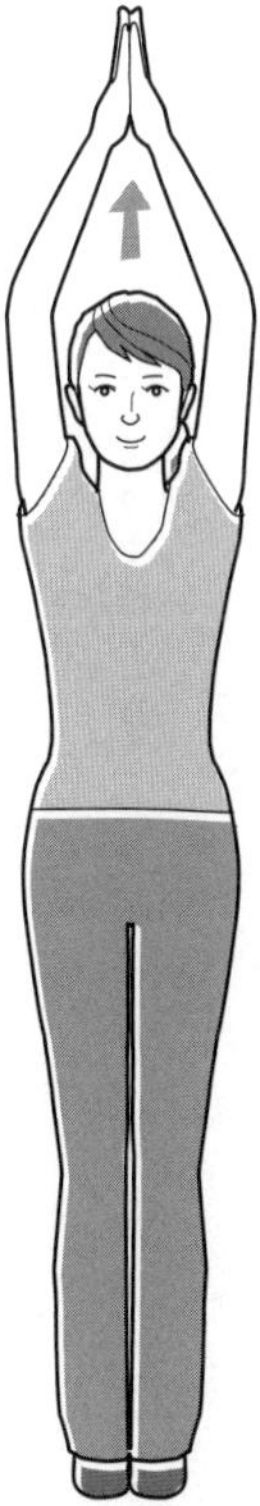

③ 小さな種が芽生えていく姿をイメージしながら、上に向かってゆっくりゆっくり膝を伸ばし、腕を上げていく。太陽に向かって元気に伸びていくように、腕はできるだけ高い位置を目指し、脚は土の中で深く深く根っこを張っていく様子をイメージする。
まっすぐに伸びることを意識することで身体の軸がしっかりする。

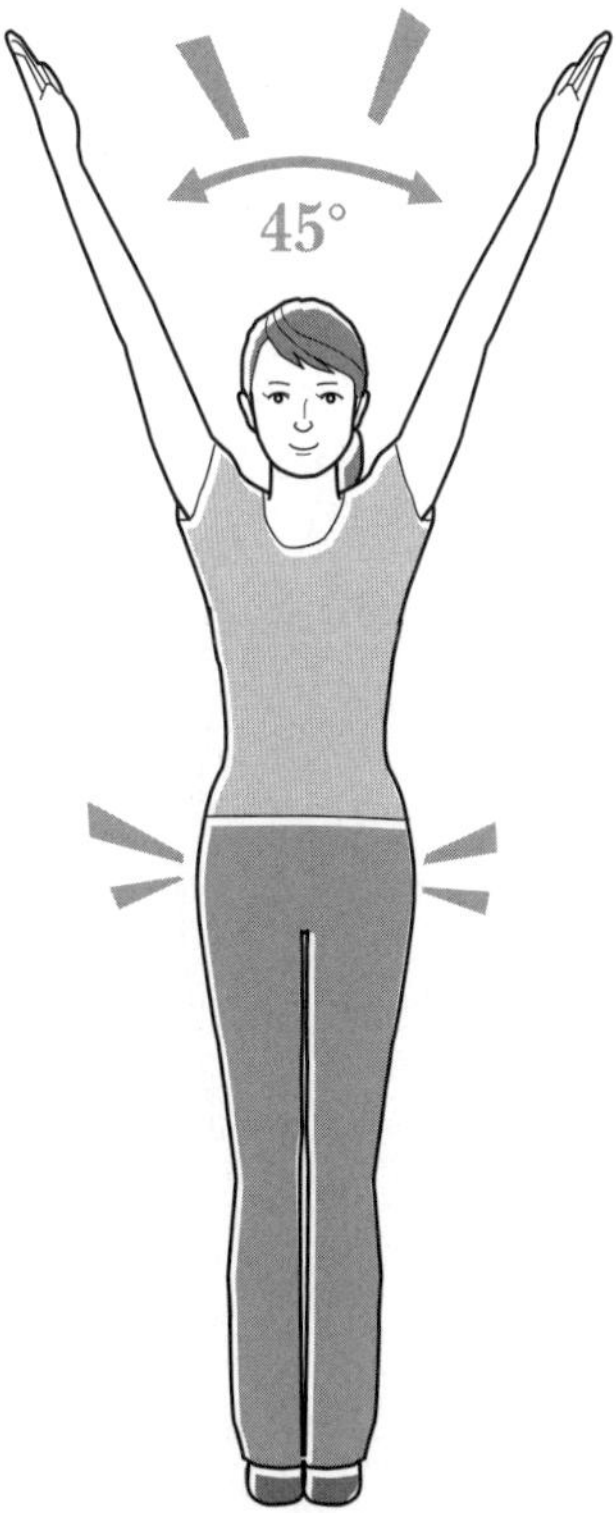

④ しっかりと伸びきったら「双葉が開く」のをイメージして腕を45度程度に開く。そのとき、お尻をキュッと締める。①〜④を3回繰り返す。

【竹の子エクサ】

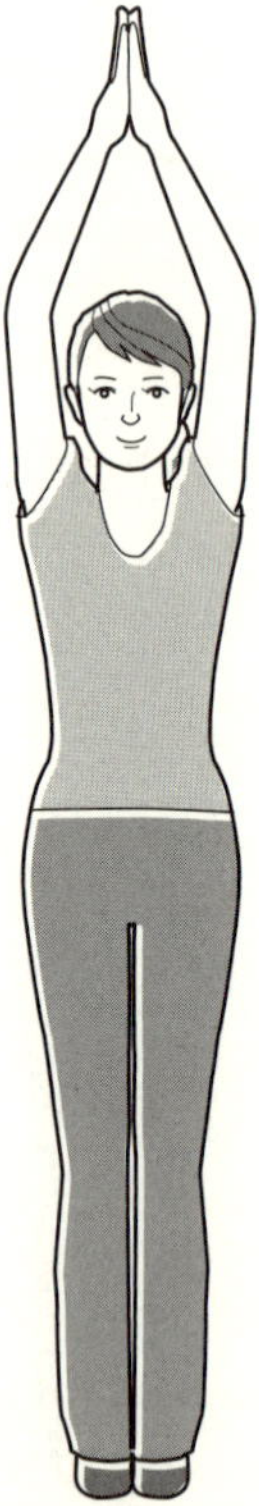

①「まっすぐ生長した竹の子」のように、腕を伸ばして頭の上で手のひらを合わせた状態で足をそろえてまっすぐ立つ。ゆっくりと息を吸う。

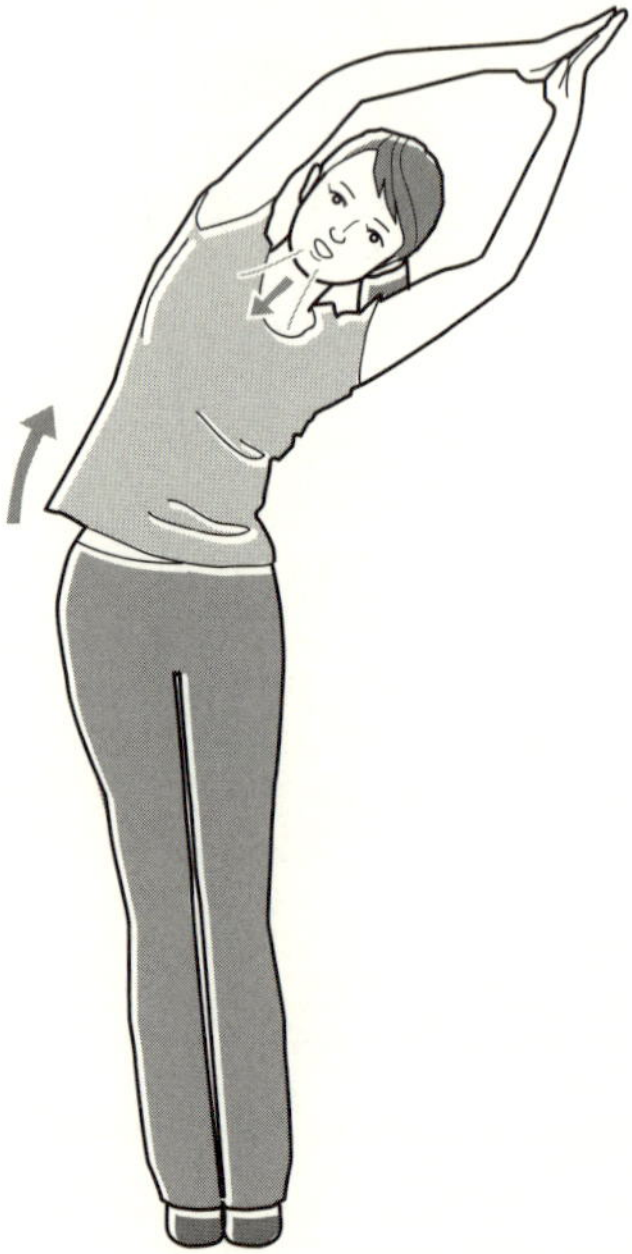

② 息を吐きながらゆっくり身体を真横に傾け、わきを伸ばす。

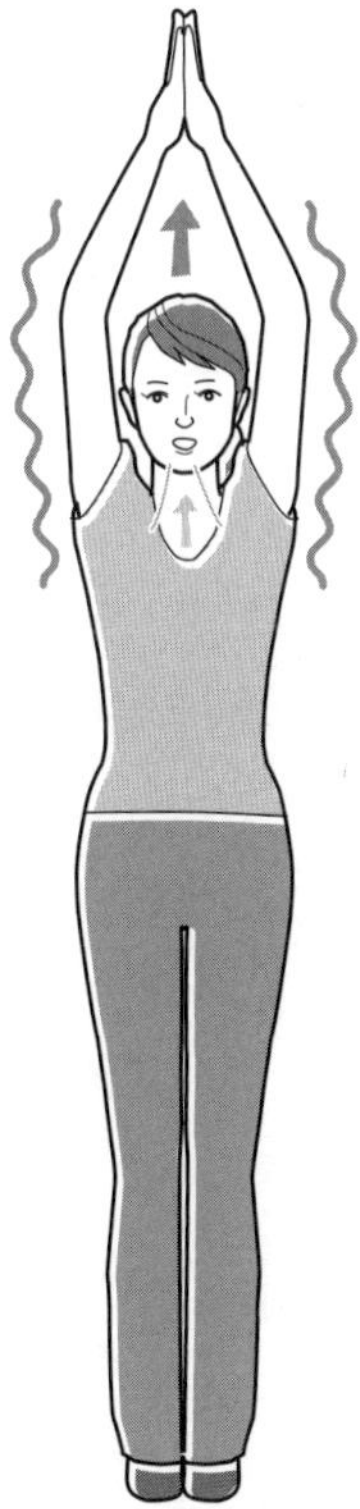

③ 身体を起こし、竹の子がニョキニョキと生長するように「上へ上へ」と息を吸いながら体全体を精一杯伸ばしていく。

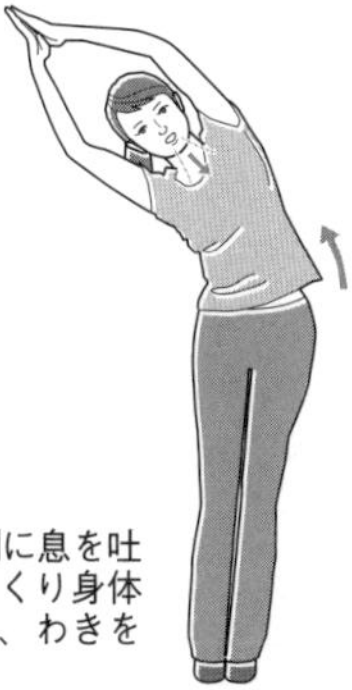

④ ②と反対側に息を吐きながらゆっくり身体を真横に傾け、わきを伸ばす。

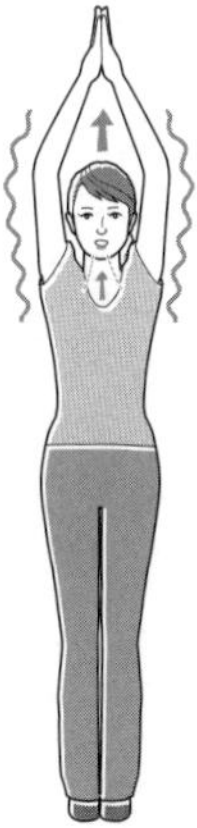

⑤ 身体を起こし息を吸いながら、さらに上に向かって体を伸ばす。このときも「タケノコがニョキニョキと生長」するのをイメージ。①〜⑤を3回繰り返す。

ので、酵素がふんだんに含まれたエネルギーいっぱいの野菜を積極的にとってほしいという願いをこめて、エクササイズに野菜の名前を用いることにしたのです。

野菜をイメージして行うこのエクササイズを私は「ベジタサイズ」と命名し、薬を使わない身体を作りたいという人たちに、健康を保つ運動の一環としてお伝えしています。

この章では、「芽生えエクサ」と「竹の子エクサ」の他にも、内容に合わせていくつかのベジタサイズをご紹介していきます。

どれも日常生活の中でできる簡単な動きなので、仕事や家事のちょっとした合間を使って、積極的にベジタサイズをしていただきたいと思います。

■健康のコツは肩甲骨にあり！

「芽生えエクサ」と「竹の子エクサ」で姿勢を正したら、さっそく歩いてみましょう。

歩くときのポイントは二つあります。

まず一つは、右足を出したら右の肩甲骨《けんこうこつ》を動かし、右腕を後ろに引き、左足を出したら左の肩甲骨を動かし、左腕を後ろに引くことです。

学校では行進をするときなどに、右足を出したら左手を前に出し、左足を出したら右手

【きれいな歩き方のコツ】

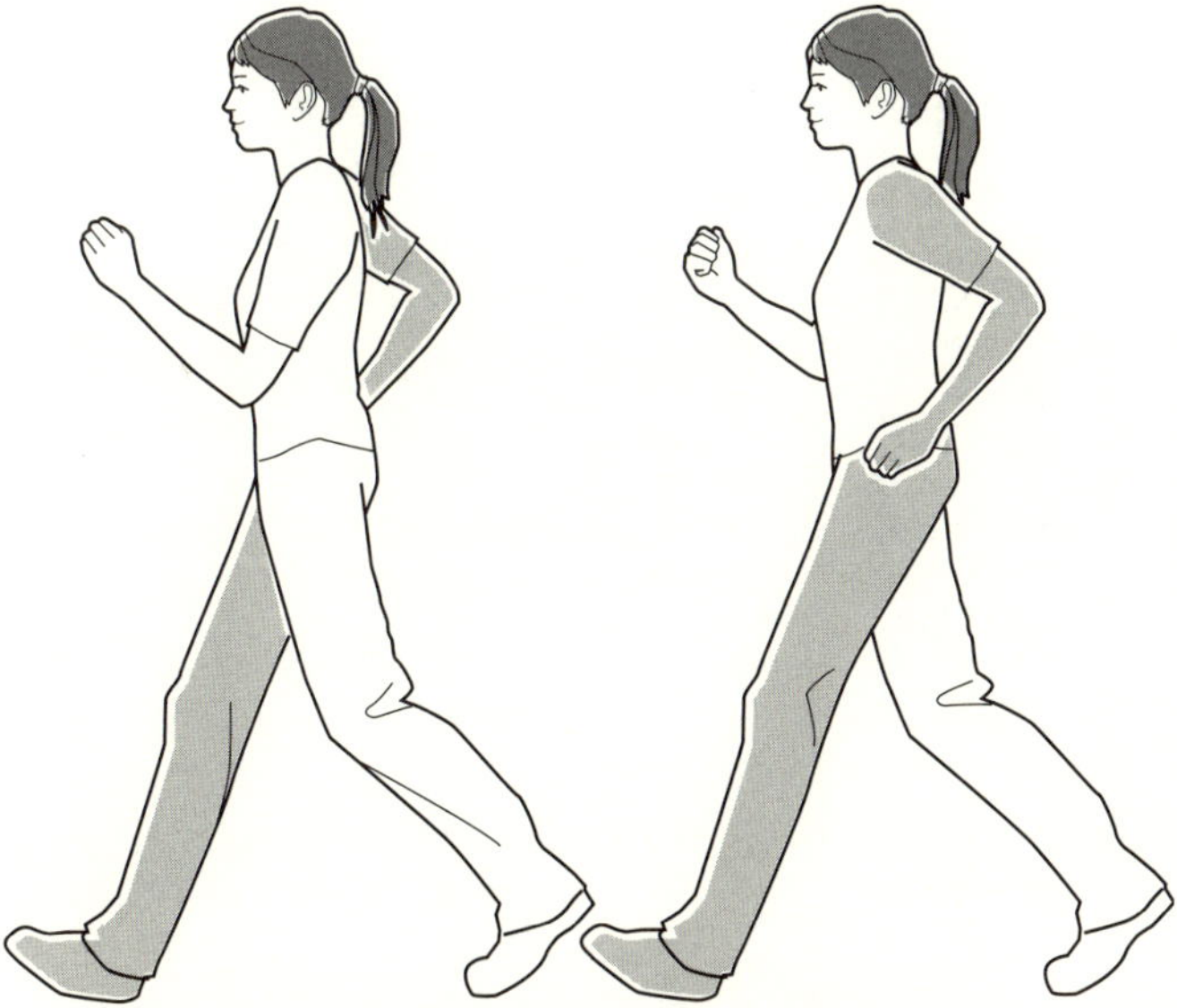

足を出したとき、同じ側の手を引くように意識すると胸を張った正しい姿勢がとれるようになる。反対側の手を出すことを意識すると猫背になってしまうので注意。
きれいに胸が張れていると、足はかかとから着地、つま先で蹴り出す歩き方ができる。

を前に出すと教えますが、ウォーキングで大事なのは手を出すことではありません。あくまで肩甲骨を動かすことです。

腕を引くというと、肩甲骨ではなく肩を動かしてしまう人がいますが、インナーマッスルを鍛えるためには肩甲骨を動かすことがポイントになるので、歩くときは是非、肩甲骨が動いているかどうかを意識していただきたいと思います。

ところで、先ほどから、肩甲骨という言葉が頻繁に出てきますが、私が肩甲骨にこだわるのにはワケがあります。

それは、肩甲骨が「健康のコツ」だからです。

単なる語呂合わせではありません。肩甲骨周りには褐色《かっしょく》脂肪細胞が多く存在し、健康の鍵を握るという意味合いから「健康のコツ」と言っているのです。

褐色脂肪細胞というのは、文字通り褐色をした脂肪細胞のことです。私たちの脂肪細胞には2種類あり、褐色の他にもう一つ白色の脂肪細胞があります。

白色脂肪細胞は、体内の余分なカロリーを中性脂肪として蓄積する働きがあります。簡単に言えば、私たちを太らせる脂肪細胞というわけです。

一方、褐色脂肪細胞はどうなのかというと、熱を生み出し、全身に温かい血液を送り出す働きをします。

つまり、褐色脂肪細胞の働きがよければ、エネルギーを燃焼させ、温かい血液を全身に送り、体温を上げることができるのです。

もうおわかりだと思いますが、褐色脂肪細胞が多くある肩甲骨周りをよく動かすことは、体温を上げ、免疫力を高め、代謝をよくすることにつながるのです。

とはいえ、肩甲骨は固まっているとなかなかスムーズに動いてくれません。ウォーキングで肩甲骨を動かすことを意識するのと同時に、肩甲骨をやわらかくすることが大切です。

ここでは、肩甲骨の柔らかさをチェックする方法と、肩甲骨をやわらかくする「豆の木エクサ」をご紹介します。

＊肩甲骨チェック

①まっすぐに立って、手をお尻の後ろで軽く組みます。背筋を伸ばし、左右の肩甲骨をできるだけ寄せましょう。

②手を組んだまま、腕を曲げないようゆっくりと上げていきます。肩甲骨が柔らかければ、腕が床と平行になるまで上げることができます。

＊豆の木エクサ（140〜141ページ参照）

①肩甲骨まで腕だと思い、勢いよく伸びる豆のつるをイメージして、指先まで思いきり伸ばします。伸ばす際、手のひらは外側に向けひねりを加えます。反対側の腕は、肩甲骨を寄せるように少し引きます。

②①と同様に、反対側の腕を上に伸ばします。

③手のひらが上になるよう腕をひねりながら、できるだけ前に伸ばします。反対側の腕は少し引きます。

④③と同様に、反対側の腕を前に伸ばす。

⑤手のひらが上になるよう腕をひねりながら、できるだけ横に伸ばします。反対の腕は少し引きます。

⑥⑤と同様に、反対側の腕を横に伸ばす。

⑦腕をひねりながら、できるだけ下に伸ばします。反対の腕は少し引きます。

⑧⑦と同様に、反対側の腕を下に伸ばします。①〜⑧を3回繰り返します。

豆の木エクサでは、豆のつるのように、ひねりを加えて腕を伸ばしますが、その際、肩関節、ひじ、手首など複数の関節が動きます。このように二つ以上の関節を動かす運動を多関節運動といいます。

多関節運動に対して、一つの関節しか使わない運動を単関節運動といいます。

たとえば、雑巾を洗い、その雑巾を二つに折って、パンパンと叩いても水気はなくなりません。でも、ギュっとひねりを加えると中心まで力が加わり多くの水気をしぼり出すことができますよね。

イメージとして、雑巾を二つに折って叩くのが単関節運動で、雑巾をしぼるのが多関節運動になります。多関節運動は身体の内部にまで力が加わるため、骨格の周りにある筋肉、つまりインナーマッスルを鍛えることができるのです。

豆の木エクサで肩甲骨をやわらかくしていけば、ウォーキングをする際の肩甲骨の動きも自然で滑らかになっていくはずです。

■ふくらはぎは第二の心臓

歩くときのもう一つのポイントは、かかとからついて足が離れるときにつま先で蹴るようにし、1本のライン上を歩くようにすることです。

【豆の木エクサ】

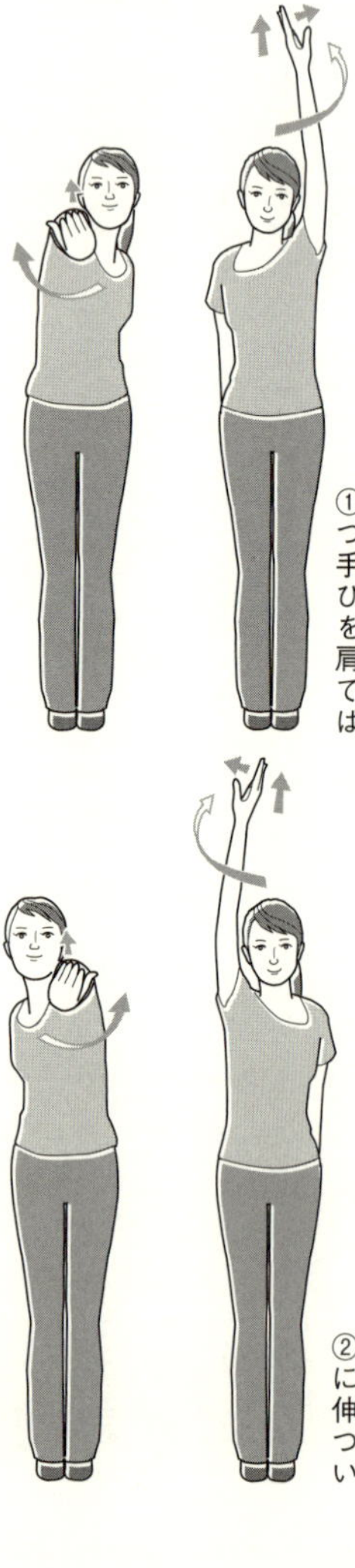

① 勢いよく伸びる豆のつるをイメージして、手のひらを外側に向け、ひねりを加えながら腕を上に伸ばす。
肩甲骨まで腕だと思って指先まで思い切り伸ばすのがコツ。

② ①と反対側の腕を上に伸ばし、指先を遠くへ伸ばし同様に行う。豆のつるがぐんぐん伸びていくのをイメージする。

③ 左右上伸ばしが終わったら、豆のつるを前に伸ばしていくイメージで手のひらが上になるよう腕をひねりながらできるだけ前に腕を伸ばす。

④ ③と反対側の腕を前に伸ばし、同様に行う。豆のつるがぐんぐん前に伸びていくのをイメージする。

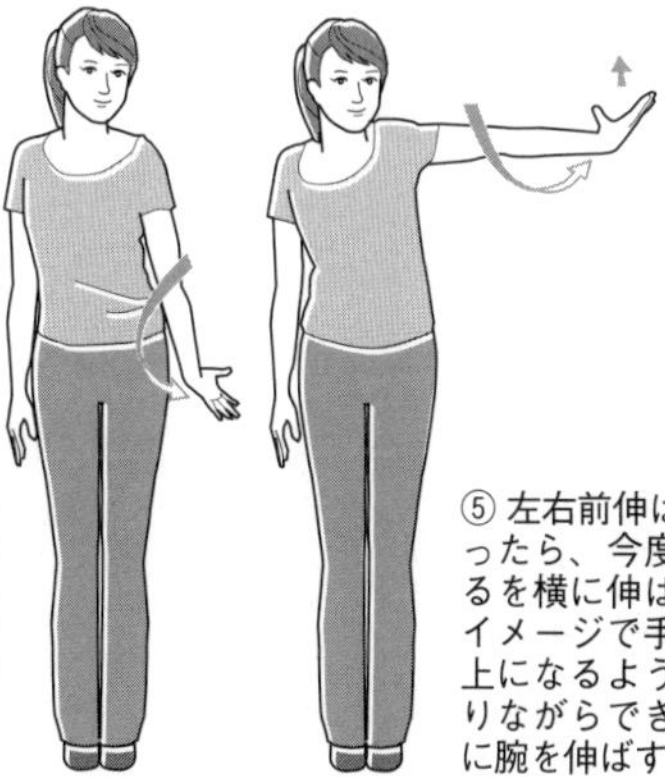

⑤ 左右前伸ばしが終わったら、今度は豆のつるを横に伸ばしていくイメージで手のひらが上になるよう腕をひねりながらできるだけ横に腕を伸ばす。

⑦ 左右横伸ばしが終わったら、今度は豆の木の根っこを下に伸ばしていくイメージで手のひらが上になるよう腕をひねりながらできるだけ下に腕を伸ばす。

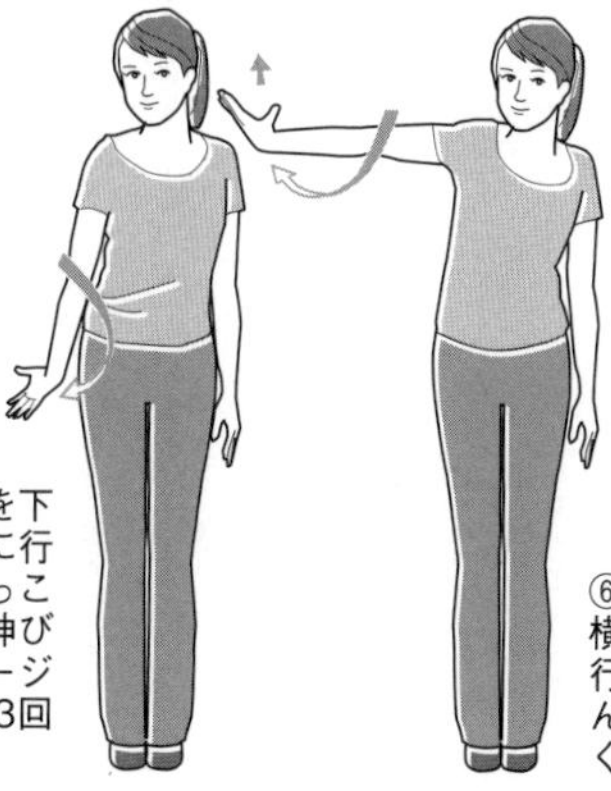

⑥ ⑤と反対側の腕を横に伸ばし、同様に行う。豆のつるがぐんぐん横に伸びていくのをイメージする。

⑧ ⑦反対側の腕を下に伸ばし、同様に行う。豆の木の根っこがぐんぐん下に伸びていくのをイメージする。①～⑧を3回繰り返す。

すり足で歩いていては足の筋肉を刺激することはできませんが、かかとでついてつま先で蹴り出すように歩くと、ふくらはぎを活発に動かすことができます。

なぜ「ふくらはぎ」なのかといえば、ふくらはぎの「伸びて縮む」というポンプのような動きが、血液の流れを円滑にしてくれるからです。

血液は全身の細胞に酸素や栄養を運ぶという大事な役割を担っています。もし、血液の流れが滞ってしまったら、全身のさまざまな組織の活動が低下してしまい、いろいろな病気にかかりやすくなってしまうのです。

ご存知の通り、血液の流れをつかさどるのは心臓ですが、心臓から送り出された血液は、重力の関係により下半身で滞りやすくなります。また、心臓に戻ってくる血液の量が減ると、心臓のほうから血液を強く押し出し血液を循環させようとするので、それだけ心臓の負担が増えます。

そこでふくらはぎがポンプのような働きをして、血液を心臓に送り返してくれるのです。このようにふくらはぎは血液を心臓に送り返す手助けをしているため、「第二の心臓」といわれているのです。心臓に過度に負担をかけないためには、第二の心臓としての役割をしっかり果たせるよう、普段からふくらはぎを動かしておくことが大切になるのです。

かかとからついてつま先で蹴り出すという歩き方をしていれば、ふくらはぎを刺激することはできますが、「今日は外出できなかった」「あまり歩かなかった」というときのために、家の中で簡単にできるベジタサイズをご紹介しましょう。

＊麦ふみエクサA（144～145ページ参照）

①「芽生えエクサ」をした後、股関節に手を当て、まっすぐに立ちます。
②股関節を使って足全体を上げるようにして前へと8歩進みます。このとき、膝が曲がらないようにし、股関節を使って足をできるだけ高く上げるようにします。
③②と同様に右へ8歩、後ろに8歩、左に8歩進みます。①～③を3回繰り返します。

＊麦ふみエクサB

①両足の間を握りこぶし一つ分あけて、まっすぐ立ちます。
②両足のかかとを上げ下げします。ふくらはぎを意識しながら30回行います。
③片足ずつつま先を上げ下げします。お尻が出ないように気をつけて、30回行います。ふらつく場合は、椅子などにつかまって行います。

【麦ふみエクサA】

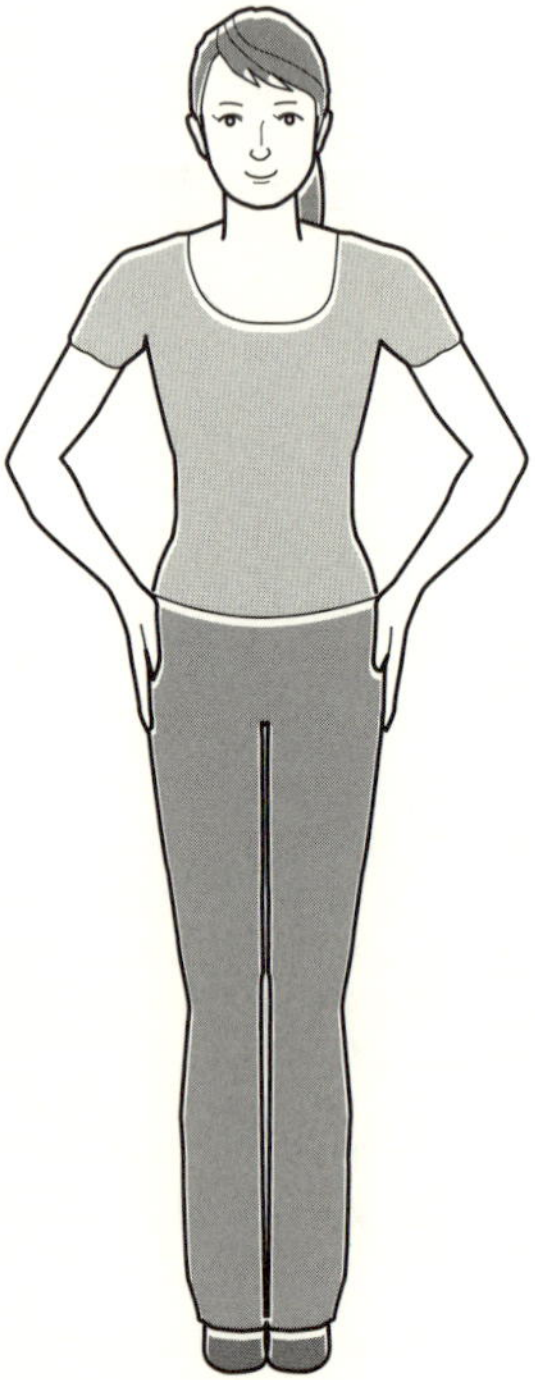

① 股関節に手を当てまっすぐ立つ。

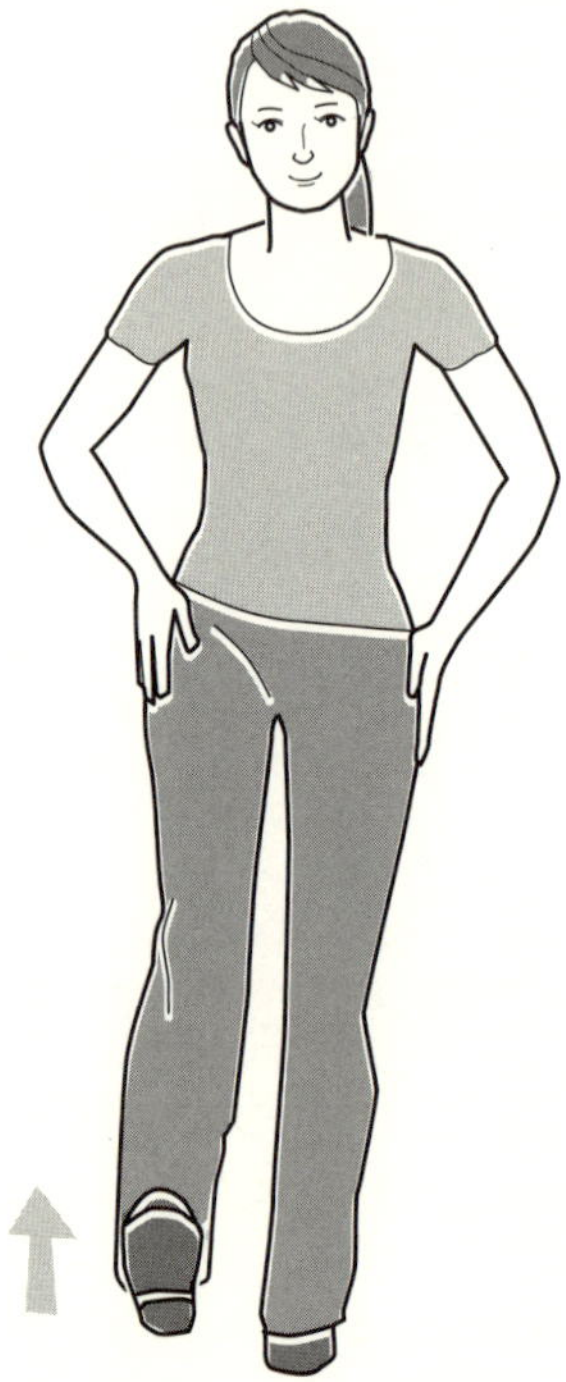

② 足全体を上げるように1足分ずつ前に8歩進む。このとき膝は曲げずに股関節を使うことを意識する。

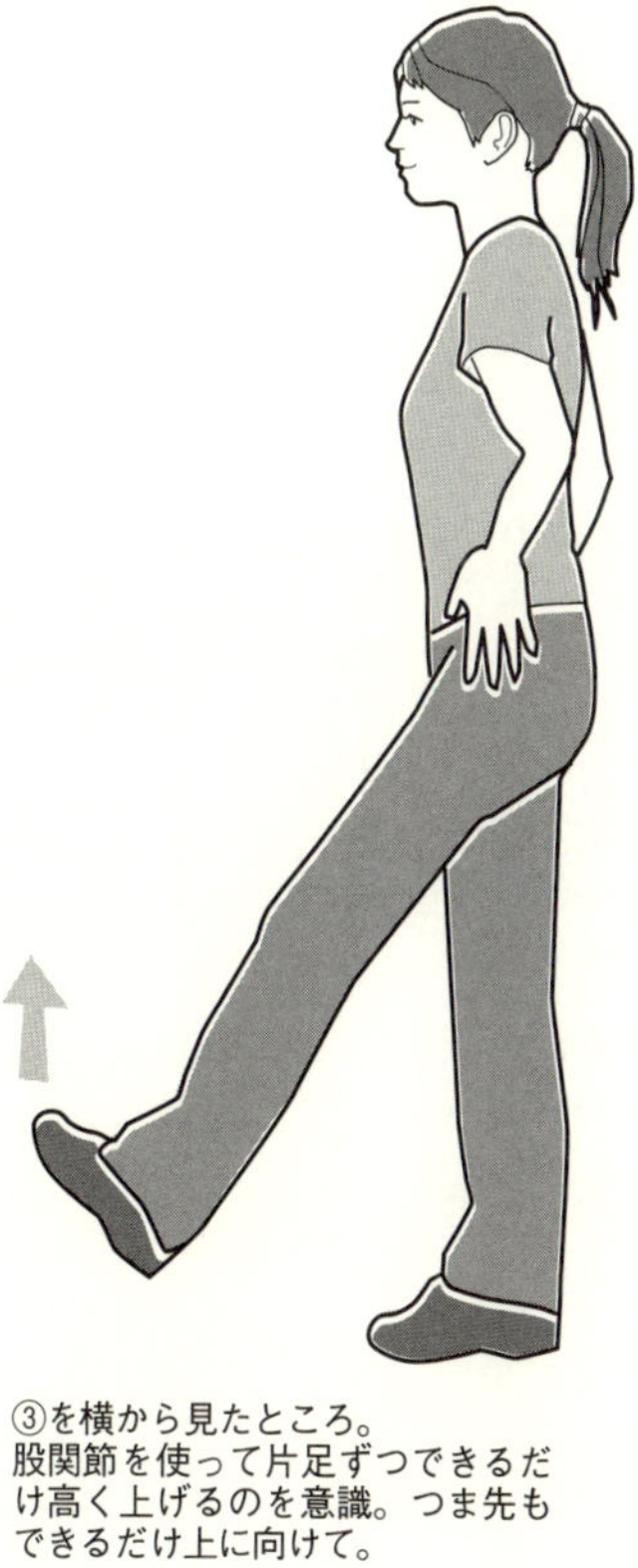

③を横から見たところ。
股関節を使って片足ずつできるだけ高く上げるのを意識。つま先もできるだけ上に向けて。

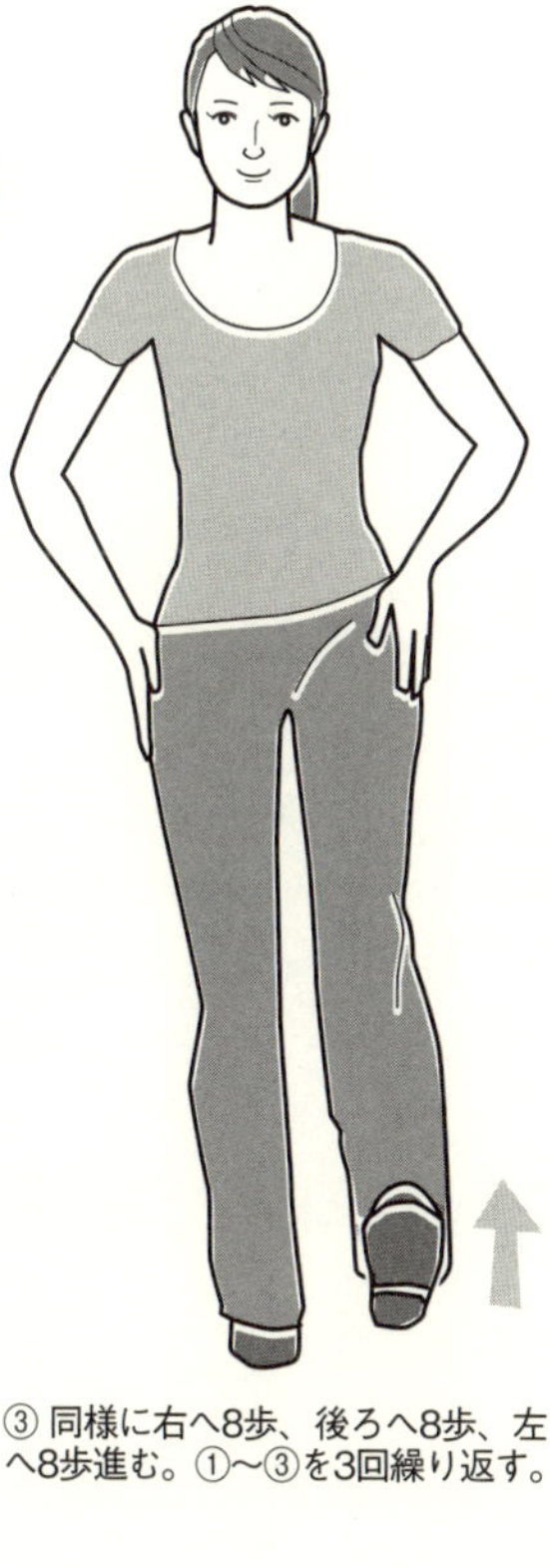

③ 同様に右へ8歩、後ろへ8歩、左へ8歩進む。①～③を3回繰り返す。

＊麦ふみエクサC

①１本のライン上に足を前後に開いて立ちます。
②前の足のかかとを上げ、後ろの足はつま先立ちをして、そのままの体勢で30秒キープします。
③前後の足を入れ替えて、②と同様に行います。

麦ふみエクサは麦をしっかり踏みしめる動作をイメージして行うベジタサイズです。ふくらはぎを鍛えると同時に、バランス感覚をつけ、正しく歩くための筋肉を作ってくれます。麦ふみエクサで、美しく正しく歩くための健康脚を手にいれましょう！

■腸は第二の脳

「第二の心臓」の話をしたので、「第二の脳」についてもお話をしておきましょう。

腸には多くの神経細胞があり、腸は脳からの指令がなくても独自の判断で消化吸収や排《はい》泄《せつ》などをコントロールすることができるといわれています。

独自に判断し活動するため、第二の脳と呼ばれるわけですが、腸は、消化吸収、排泄に関わっているだけではなく、免疫にも深く関わっているのです。

腸は体の内部にあるとはいえ、口から食道、胃、小腸、大腸、肛門へとつらなる一本の管であり、間接的に外部とつながっている臓器ということができます。

つまり、腸は食べ物と一緒に取り込まれたウイルスや細菌、毒素に常にさらされている場でもあるのです。

身体の内部にありながら外部とつながっている腸にはさまざまな外敵から身を守る免疫システムがあります。

腸の内側の面積はなんとテニスコート1面分といわれていますが、そこに住み着いた善玉菌と呼ばれる腸内細菌が腸内の免疫を活性化させているのです。

腸管の免疫システムは免疫システム全体の60～70％を占めており、腸はまさしく身体の中で最大の免疫器官。だからこそ、腸内環境は整えておくべきであり、「便秘は大問題」となるのです。

腸は副交感神経が優位になっているときに動くので、十分な睡眠をとったり、リラックスする時間を作って、1日の中で副交感神経が優位になる時間をしっかり確保することが大切になります。

またウォーキングをすれば腸管を刺激することができるので、腸内環境を整えるためにも、思い立ったときにウォーキングをしていただきたいと思います。

腸管を刺激する稲穂エクサ、免疫力をアップさせる梅干しエクサも、ウォーキングと合わせてやっていただくと、腸内をよりきれいに保つことができ、免疫力がさらに上がるはずです！

＊稲穂エクサ（150〜151ページ参照）

①「芽生えエクサ」をした後、肩幅の広さに足を開いてまっすぐ立ち、腕を伸ばして頭の上で手のひらを合わせます。
②たわわに実った稲が稲穂を垂らす様子をイメージし、息を吐きながら指先から前に体を傾けます。このとき、お腹を背中にくっつけるように、お腹をへこませます。
③息を吐ききったところで息を吸い、お腹と背中をくっつけるようなつもりで、さらにお腹をへこませます。
④息を吐きながら、さらに身体を前にたおします。そのままの状態を8秒キープします。そこでお腹に力を入れ、指先でできるだけ大きな円を描くようにして、体を起こして

いきます。①〜④を3回繰り返します。

＊梅干しエクサ

① 梅干しのごとく、「う〜」の形に口をすぼめ、肩も縮こませるようにします。梅干しの酸っぱい味を想像しながら、そのまま8秒カウントし、唾液の分泌を促します。

② 一気に顔と身体の緊張をゆるめます。①〜②を3回繰り返します。

梅干しのすっぱい味を想像すると、実際に口に入れていなくても唾液の分泌量が増加します。唾液は、食べ物を滑らかにし、飲み込みやすくしてくれます。また、口に入れた食べ物のでんぷんを分解して消化・吸収を助ける他、胃腸からの消化液の分泌も促し、免疫力を上げる働きがあるのです。

また、顔をすぼめることは表情筋を鍛えることになります。マッサージをしたように顔の血行が良くなり、表情がイキイキしてきますよ！

【稲穂エクサ】

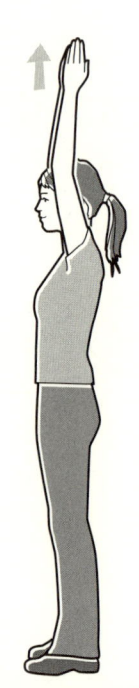

① 足を肩幅に開く。腕は伸ばして頭の上で手のひらを合わせる。

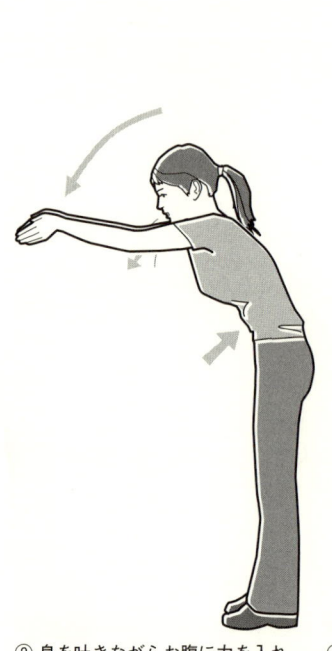

② 息を吐きながらお腹に力を入れ、指先に重さを感じてゆっくり前傾していく。たわわに実った稲が稲穂を垂らす様子をイメージしながら、お腹を背中にくっつけるようにへこませていく。

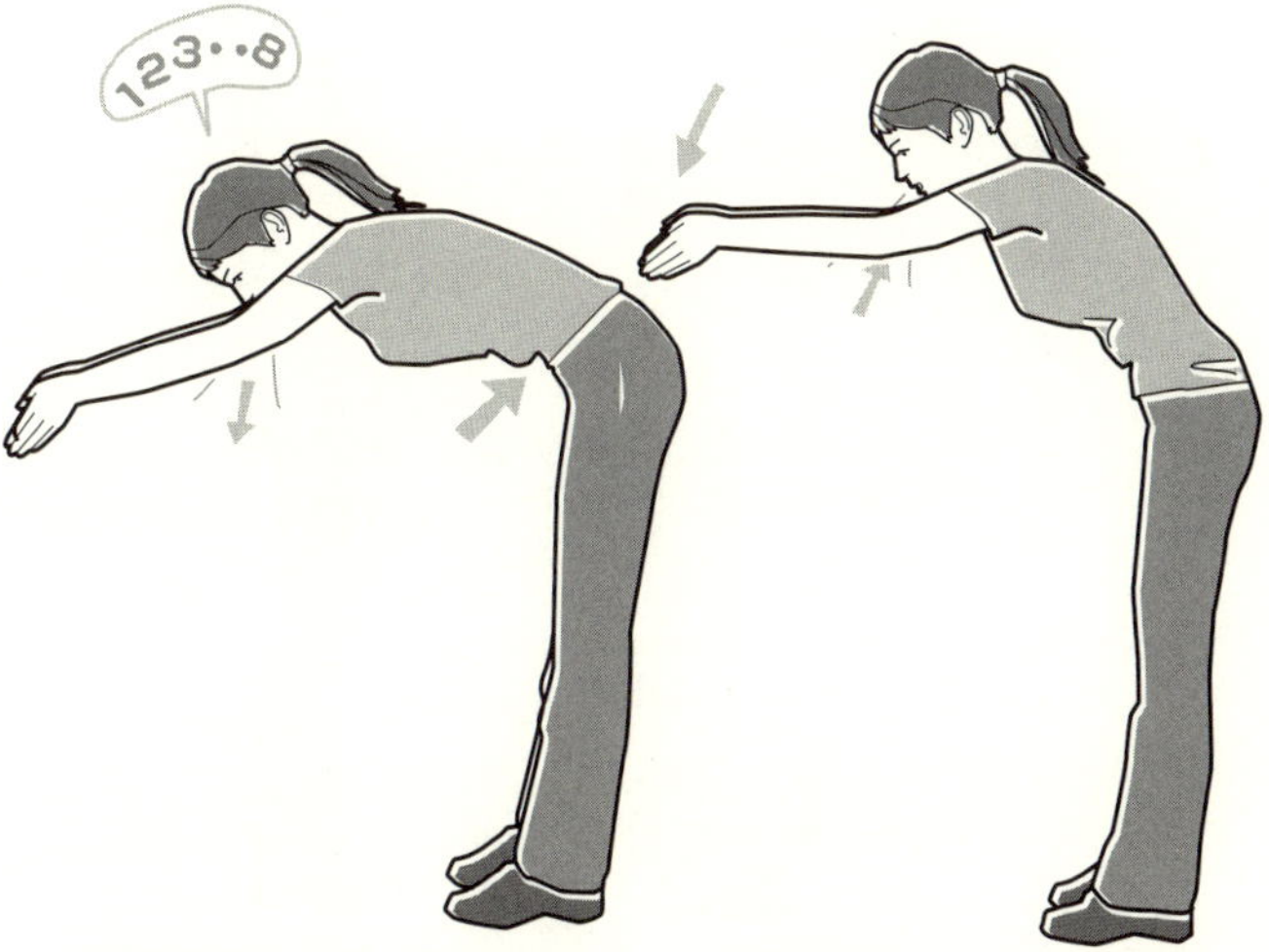

④ 息を吐きながら、さらに身体を前傾させる。お腹をできるだけへこませた状態でそのまま8秒キープ。そこでお腹に力を入れ、指先でできるだけ大きな円を描くようにして、体を起こしていく。①〜④を3回繰り返す。

③ 息を吐ききったところで息を吸い、お腹と背中をくっつけるようなつもりで、さらにお腹をへこませる。

■骨盤を鍛える

上半身と下半身をつなぐ重要な役割を果たしている骨盤。骨盤は生殖器や内臓を守る役目も果たすと同時に、歩く際、足からの衝撃を吸収し、上半身の重さを支える役割を果たしています。

よい姿勢で、正しく歩くためには、ゆるんだ骨盤を適度に締めておく必要があります。

骨盤の歪《ゆが》みの主な原因は骨盤底筋の衰えといわれています。骨盤底筋とは、文字通り骨盤の底にある筋肉で、膀胱《ぼうこう》や尿道、子宮、直腸などの臓器を下からしっかり支えている筋肉のことです。

骨盤底筋が引き締まれば、骨盤の歪みが整い、正しい姿勢がとりやすくなるばかりでなく、お尻がアップし魅力的なヒップラインを作ることができ、さらに尿漏れを改善することもできます。

デスクワークをしているとどうしても骨盤底筋は衰えやすいので、大根エクササイズで日頃から鍛えるようにしましょう。

＊大根エクサ（154～155ページ参照）

①肩幅の2倍ほど足を広げて立ち、つま先は45度に開きます。両手を上げて、合わせます。

②大根が下に伸びる様子をイメージして、合わせた手を胸の前までおろします。同時に16秒かけて膝をゆっくり曲げていきます。このとき、膝の故障を防ぐため、膝はつま先と同じ方向へ曲げます。中腰になったところで、大根が育つのを想像しながら、この体勢を8秒キープします。

③中腰の状態のまま、腕を上げ、元気いっぱいの大根の葉をイメージして、その腕を体の横をできるだけ大きな円を描くようにしておろします。猫背解消にも◎。

④青々とした葉っぱを束ねるイメージで、おろした腕を股の前付近に持っていき手を組みます。大きな大根の葉っぱを握り、力一杯引き抜くところを想像しながら、8秒かけて上にまっすぐ引き上げます。このとき体が前に傾かないように注意しましょう。

⑤大根を引き抜くのと合わせて、膝も伸ばしていき、最終的にまっすぐ立ちます。①～⑤を3回繰り返します。

【大根エクサ】

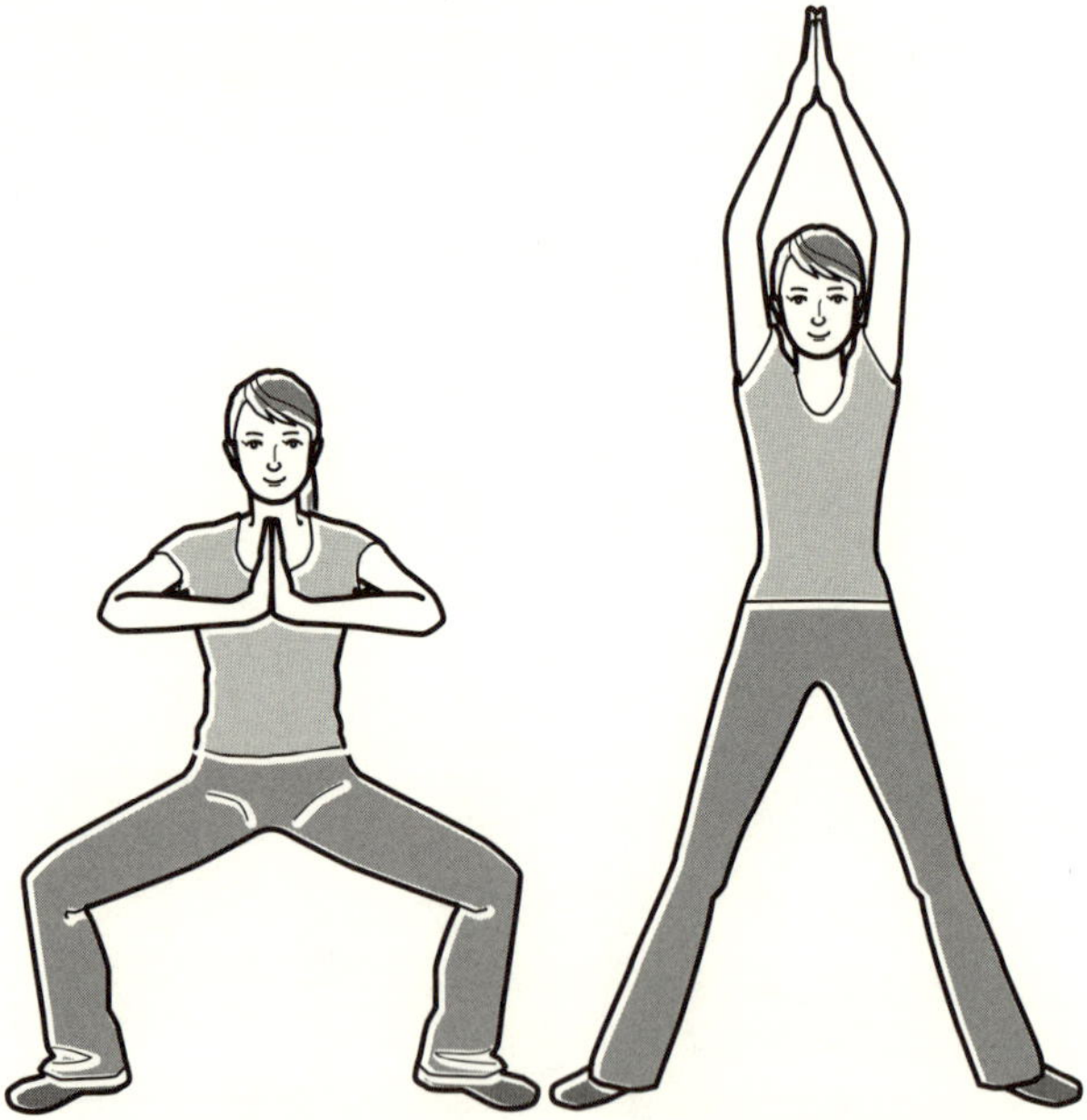

① 足を肩幅の2倍ほどに開いて立ち、つま先は45度に開いておく。両手を上げて、合わせる。

② まっすぐ地中に伸びる大根になりきって、大根がどんどん下に伸びるイメージで手を胸までおろす。同時に膝も曲げ、16秒かけて上体を真下におろす。このとき、膝の故障を防ぐために、膝はつま先と同じ方向へ曲げること。
中腰になったら、さらに大根が育つのを想像しながら8秒キープ。

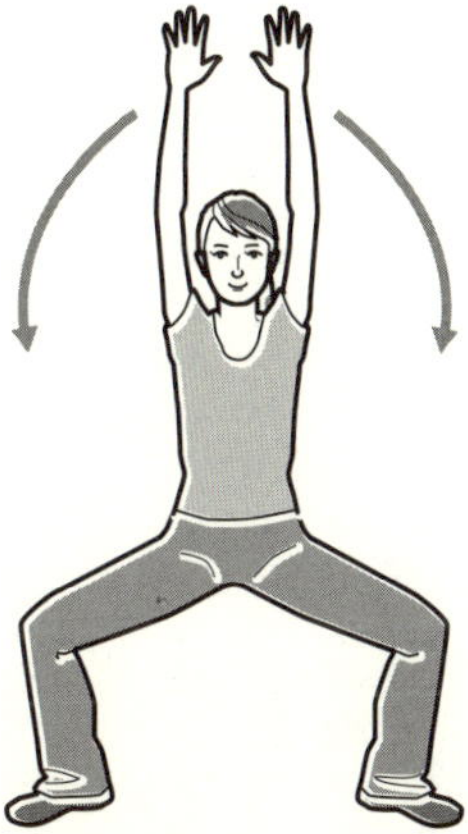

③ 中腰の上体のまま元気いっぱいの大根の葉をイメージして腕を上げ、身体の横（できるだけ遠く）を通しておろす。

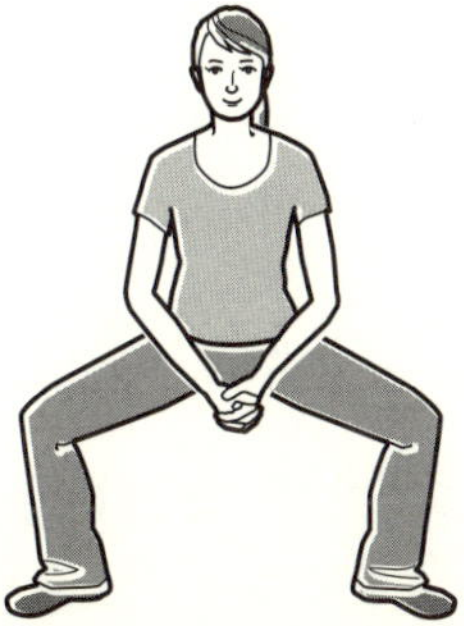

④ 青々とした葉っぱを全部束ねるイメージで、おろした腕を股の前付近に持っていき手を組む。
大きな大根を力いっぱい引っこ抜くところをイメージしながら8秒かけてそのまままっすぐにゆっくりゆっくり引き上げる。

前傾姿勢にならないように注意。

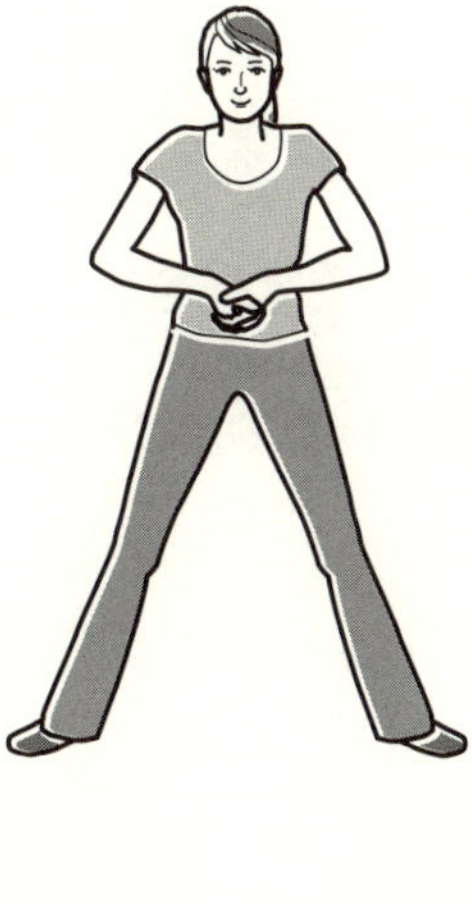

⑤ 大根を引き抜くのと合わせて膝も伸ばし、まっすぐ立つ。
①〜⑤を3回繰り返す。

■運動はいつ、どのくらいやるの？

薬いらずの健康な身体を作るために、正しいウォーキングの仕方や野菜をイメージして行うベジタサイズについてお話をしてきました。

どちらも道具を用意する必要もなく気軽に始めることができるので、「さっそく始めてみよう」と思ってくださった方も多いのではないでしょうか？

いざウォーキングやベジタサイズを実際にやるとなると、「いつやるのがいいの？」「どのくらいやるといいの？」といったことが気になりますよね。

一般的に運動というのは体を活発に動かすので、交感神経が優位になっている朝の時間帯がおすすめということになります。

ちなみに交感神経というのは自律神経の一つで、心身を活動させるための神経です。交感神経と対をなすのが副交感神経。こちらは心身を休息させるための神経で、リラックスしたときや夜眠っているときに働いています。

最近は深夜までオープンしているスポーツジムがあり、副交感神経が優位になっている時間帯に汗だくになり、ランニングマシーンやサイクリングマシーンで身体を鍛えている人が少なくないようです。

太陽が出ている時間にはできないため、深夜になって運動をしているのでしょうけれど、煌々《こうこう》とした光の中、息が上がるような激しい運動をしては、交感神経が刺激されて活発になり、副交感神経の出番がなくなってしまいます。疲労を回復すべき時間に、追い打ちをかけるように負担をかけては身体がかわいそうと、他人事ながら心配になります。

ストレスの多い現代社会は、ただでさえ交感神経が優位になりがちです。自律神経のバランスを考え、副交感神経にしっかり働いてもらうためにも、運動は太陽が出ている明るい時間帯にするのが理想的というわけです。

とはいえ、本書でとりあげたウォーキングやベジタサイズは、運動といってもジョギングや水泳などのようにハードではありません。朝やっていただいても、昼やっていただいても、夜やっていただいても、特に問題はありません。

大事なのは「いつやるか」ではなく、習慣として「いつもやる」ことです。時間にとらわれずに、自分にとって最もやりやすい時間にやっていただければいいと思います。

また、かつては有酸素運動は20分以上続けないと脂肪燃焼が始まらないといわれていたため、ウォーキングをするにも20分以上歩くことが通例となっていました。しかし、最近の研究で、10分でも15分でも脂肪は燃焼することが明らかになってきたのです。

1円玉貯金でもコツコツとやっていけば、確実にお金は貯まります。「今日は20分もできないからやらない」ではなく「10分しかできないけれどやろう」という気持ちを持って、積立預金であるインナーマッスルをコツコツ鍛えてほしいと思います。


薬は身体の不調を短時間で改善してくれますが、効果はあくまで一時的です。けれど、毎日の運動によって体温を上げ、代謝を上げ、免疫力をつけた身体は一生ものです。免疫力が高ければ、そもそも不調になることが少なくなります。

たとえ不調になっても、免疫システムが効果的に起動するため、不調な状態が長引くことはありません。

健康は薬によってではなく、毎日のちょっとした努力の積み重ねによって、自分の力で手に入れるものなのです。

誰でもできるウォーキングとベジタサイズで、多くの人が健康な身体をご自身の力で築いていくことを願っています！

おわりに

耐え難い肩こりと頭痛に悩まされ鎮痛剤を常用していた20代、30代の頃、私は40代、50代になった自分を想像し、「更年期障害で悲惨なことになっているだろう」と確信していました。

それほどまでに、私は自分の身体、自分の健康に自信がなかったのです。

もしも私がウォーキングを勉強することなく、あのまま薬を飲みつづけていたとしたら、更年期を迎えた私は、私自身の予想通りに、寝込んで起き上がれないほどひどい症状に苛《さいな》まれていたことでしょう。

けれど、おかげさまで私は更年期の苦しみとは無縁に40代を越え、50代の前半を送ることができました。

今、私は54歳です。

20代の頃と比べれば、当然見た目は老けました。でも、体調はあの頃とは比べものにならないほどよい状態です。心も、あの頃よりも軽やかで明るく、よほど充実しています。

つまり私の印象の中では、20代の頃の私よりも今の私のほうが、ずっと元気ではつらつとしているのです。

自分でも信じられないような逆転劇が起こったのは、ウォーキングをはじめ、薬を手放したことがきっかけです。

あれほど薬に依存していた私が手放せたのだから、みんな必ず薬を手放すことができる。そうした信念から、私は白衣を脱いで、ウォーキングとベジタサイズを広め、食の大切さを提唱する活動をしてきたのです。


「宇多川さんて、とってもエネルギッシュね」とよく言われますが、このエネルギーは、自責の念と強い使命感から生み出されているといえるでしょう。

人を健康にしたいという思いから薬剤師になったのに、薬を出すことで病人を作る手助けをしてしまったという自責の念。

そして、薬で病気を治せない、治すのは自分の身体だということを多くの人に伝えなければという使命感。

遠回りをしましたが、今こうして私は自分の天職を見つけて、その役目を果たすために日々活動しています。

心身が健康で、毎日やりがいを感じながら仕事ができること。それが私のエネルギーの源となっているのです。

この本で紹介してきたことをセミナーやレッスンの場でお話しすると、「もっと早く宇多川さんにお会いしたかった」と言ってくださる方が少なくありません。

そんなとき、私は「今日会えてよかったんですよ」とお話ししています。

なぜなら、過去を変えることは誰にもできませんし、未来を見つめれば、自分にとって一番若いのは今日であり、今のこの瞬間だからです。

人生に遅すぎるということは決してありません。今この瞬間から意識を変え、生活を少しずつ変えていけば、1年後、3年後、5年後と常用する薬の数は減っていき、自分の身体も確実に変わっていきます。

もしかすると、今の自分よりも肉体的、精神的に若返ることだってできるかもしれません。

できないことを数え嘆くのではなく、ご自分にできることから始めて、できることの数を徐々に増やしていきましょう。

身体の声に耳を傾け、自分を大切にし、鍛えていけば、身体は必ずその行動に応えてくれるはずです。

宇多川久美子

2013年11月末

薬剤師は薬を飲まない
あなたの病気が治らない本当の理由

二〇一三年一二月二六日　第一版　第一刷
二〇一四年　二月一〇日　第一版　第二刷

著　者……宇《う》多《だ》川《がわ》久《く》美《み》子《こ》
発行者……清田順稔
発行所……株式会社　廣済堂出版
〒一〇四―〇〇六一　東京都中央区銀座三―七―六
電　話　〇三―六七〇三―〇九六四（編集）
〇三―六七〇三―〇九六二（販売）
FAX　〇三―六七〇三―〇九六三（販売）
振　替　〇〇一八〇―〇―一六四一三七
URL　http://www.kosaido-pub.co.jp
装　丁……盛川和洋
印刷所
製本所……株式会社　廣済堂

ISBN978-4-331-51785-7

健康人新書

スロージョギングで人生が変わる

田中宏暁

定価：本体800円＋税

歩くスピードなら70歳、80歳からでも走れる

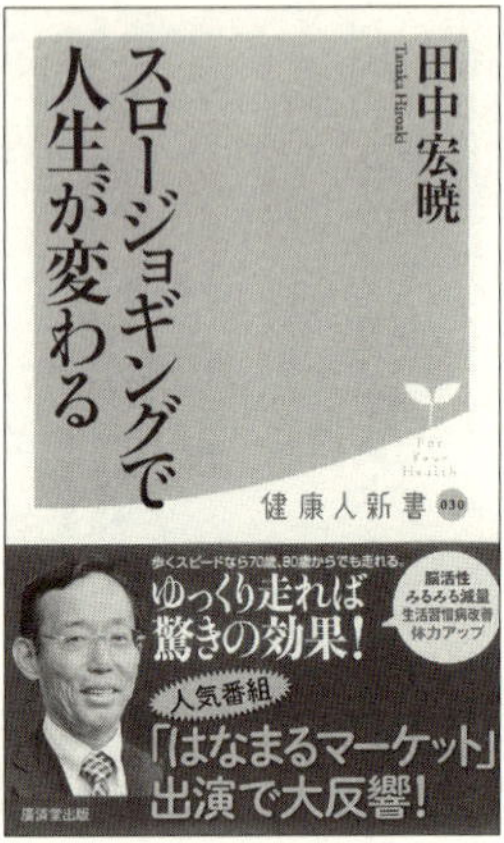

978-4-331-51598-3

初心者は歩くよりも遅いくらいのゆっくりのペースでもいい！　自分に合ったペースで無理なく続けるスロージョギングで、何歳からでも体力はみるみる向上する。脳の活性、減量、生活習慣病改善と驚きの効果を実感できるはず！